子どものうつと発達障害

星野仁彦

青春新書
INTELLIGENCE

子どものうつと発達障害

目次

プロローグ　子どもの心の〝小さな異変〟に気づけていますか　15

2章　子どもの「うつ」が見過ごされやすい理由　77

3章 「登校しぶり」があったら疑うべきこと 103

Ⅰ いじめ

Ⅱ 対人不安(社会不安障害)

6章 家族が機能していますか？——子どもの心は必ず回復する 197

本文ＤＴＰ／センターメディア

プロローグ

子どもの心の〝小さな異変〟に気づけていますか

子どもの〝心のストレス〟サインを見逃さないで

「お母さん、お腹が痛いよ」

「お母さん、頭が痛い」

どちらもよく聞く言葉です。でも、これは子どもからの心のＳＯＳである可能性があるといったら、驚かれるでしょうか。自分の気持ちを上手に言葉で伝えられない子どもからの心の叫びかもしれないのです。

いま、心に大きなストレスを抱えている子どもたちが増えています。

大人が心のゆとりをなくしている現代、その子どもたちも少なからず影響を受けています。共働きで忙しい親が増え、早期教育が盛んになり、幼い頃から塾や習い事をさせられ、家では育児の悩みを母親一人が抱えている……そんな日常のなかで家庭生活や学校生活を送っている子どもたち。

私には、忙しさを理由に、子どもたちが発しているサインに気づくことができなかった、というより、気づいていても認めようとしなかった大人たちのツケが、いま、子どもたちに回ってきているように思えてなりません。

大人でさえ自分の思いを言葉で表すことは苦手です。

「お母さん、お腹が痛いよ」という言葉には、子どもの心のつらさや不安が隠されていることがあるのです。

大人は、こうしたサインを受け取ったとき、いま、その子にとって何が必要なのか、何が問題となっているのかを知り、適切な行動をとることがとても大切です。

まわりにいる大人が小さなサインを見逃さず、正しく理解し、適切に対処することで、子どものストレスはやわらぎ、必ずいい方向へと向かいます。子どもの心のSOSは、早く見つけて早く対処できれば、必ず救うことができるのです。

そのときに気をつけなければならないのは、「うちの子は少しおかしいかもしれない。〇〇障害かもしれない」とすぐにレッテルを貼らないでほしいということ。病気を見つけることが目的なのではありません。子どもたちが自分の人生を有意義に、すばらしいものとして過ごせるように手助けをすることが、私たち大人に一番求められていることだからです。

本書では、そんな子どもたちからのサインを見逃さない方法を紹介していきます。

なぜ子どもの心の病は増えているのか

幼稚園や保育園からの報告によれば、「じっとしていられない子ども、友達と一緒に遊べない子ども」の比率が近年になって急増しており、二〇%はいるといわれています。データによっては五〇%という数字も出ているほどです。

近年、発達障害という言葉がクローズアップされてきています。新聞やテレビなどで取り上げられることも増え、幅広く世の中に認知されてきているようです。しかし、発達障害そのものが非常にわかりにくい障害であるため、中途半端に言葉がひとり歩きしているような気がしてなりません。

発達障害は、それが原因となって、「うつ病」や「不安障害」などを合併する例も多いため、そのままほうっておいてはいけないものですが、私は子どもの心の病を「障害」という言葉で表すことに、いささかとまどいを感じます。

後で詳しく紹介する「注意欠陥・多動性障害（ADHD：Attention Deficit Hyperactivity Disorder）」も発達障害の一つですが、「ADHD」の最後の「D」は、「Disorder（ディスオーダー）」といい、日本では「障害」と訳されます。しかし本来の意味は「軽度のハンディキャップ」といったような比較的軽いものです。ですから、成績がトップクラスの子であっても、ディスオーダーはあったりするのです。

心の病が増えていると一口にいっても、正常かそうでないかの基準は極めて難しく、あいまいなものです。まして五〇％いるともいわれるこのディスオーダーの子どもたちにレッテルを貼ることなど、無意味であり、社会にとってもいいこととは思えません。

ディスオーダーだからといって、決して悲観するものではありませんし、まわりがしっかりサポートすれば、その子の才能を伸ばすことは十分可能です。

私たち大人が、子どもを一人の人間として、ゆったりゆっくり見守りながら支えていくことが、いま、もっとも求められていることなのです。

主な子どもの心の病には、どんなものがある？

子どもの心の病といっても、実に千差万別です。しかも、一つひとつ分けて説明できるものではなく、複雑に絡まり合い、つながっているものも多くあります。

先述したように、最近、多くの人に知られてきている子どもの障害として「発達障害」があります。

たとえば注意力に欠け、落ち着きがなく、時に衝動的な行動をとる「**注意欠陥・多動性障害**（ＡＤＨＤ）」や、読み・書き・計算などある特定の能力に難のある「**学習障害**（ＬＤ）」、対人関係や社会性に欠ける「**アスペルガー症候群**」「**自閉症**」などを含む「**自閉症スペクトラム障害**（**広汎性発達障害**）」などもそうです。これらを総称して発達障害と呼んでいます。発達障害の子どもは稀ではなく、およそ一割前後はいるといわれています。

また最近急増しているうつ病は、大人だけでなく、子どもにも見られます。ニュースでもよく話題になるいじめによる不登校や家庭内暴力なども、突き詰めれば心の病といえるでしょう。そしてこれらは、ある一面では発達障害を見過ごしていたことによって招いた結果（二次障害）であることも多いのです。そのまま青年期を迎え、引きこもりやニートにつながるケースもたくさんあります。

そのほか近年、拒食症や過食症も低年齢化しており、大人だけの病気ではなくなってきました。心の状態が身体の症状として現れる心身症や、パニック障害に代表される不安障害なども同様です。

本書は子どもに多く見られる症状を紹介していますが、ここで紹介する子どもの心の病は、すべてではありません。なぜなら主に「障害」と名のつく子どもの心の病だけでも約一三〇種類はあるからです。こうなると、いったい何が正常で、何が異常なのかわからなくなってきます。

程度の差こそあれ、誰にでもちょっと気になる部分はあるものです。問題なのは、その程度の差と、周囲のサポートがあるかないかです。

少しでも子どもに心当たりのある親なら、これだけ障害の名前が並ぶと、病名探しをしたくなるものです。「うちの子は〇〇障害の症状があるようだ」「もしかしたら〇〇障害かもしれない」といったように、同じ症状に該当するから大変だ、危険だ、というようなことになりがちです。

しかし、本当に危険なのは症状のあるなしではありません。先ほど述べた「ディスオーダー」を持つ子どもたちが発するサインに、親や教師たちが気づかないこと、そしてそのままほうっておいた結果、合併症を引き起こす事態につながることが、もっとも気をつけるべきことなのです。

大人でさえ自分の気持ちがわからない、うまく伝えられないのですから、子どもたちはなおさらです。本書では、子どもたちから発せられるサインを見逃さないためにも、どんなサインがあるのか、実際起こったケースにはどんなものがあるのか、治療法や家族の対応なども含めて紹介してあります。子どもたちのサインを見逃さず、心の声に耳を傾けるきっかけにしてほしいと思います。

「育てるのが楽ないい子」ほど危ない

私たちはおとなしい子や問題を起こさない子はいい子、じっとしていない子や言うことをきかない子は悪い子、といったような判断基準で子どもたちを見てしまいます。表面に出ていない問題を見ようともせずに、忙しいことを口実に、子どもたちに向き合おうとしないと、そのツケは後になって現れてきます。

幼児期のツケは、思春期以降に訪れるのです。

よく「うちの子は小さい頃からいい子だった」「子どもの頃から甘えることがなくて、手のかからない子だった」と言う親がいます。実は、これが一番心配です。親がつらそうな顔をしていると子どもは甘えなくなるものです。

思春期・青年期になって問題を起こした子どもに対する評判は、とてもよいことが多いのです。「あんなにいい子だったのに、信じられない……」――親に甘えることもできず、わがままも言わず、じっと我慢してきたにもかかわらず、「育てるのが楽ないい子」としてずっと見過ごされてきただけなのです。

たとえば家庭内暴力は思春期（十二〜十八歳）の男児に多く、その多くは登校拒否を伴います。彼らは外ではおとなしく、家族以外の人に暴力をふるうことはありません。幼児期から「いい子」として親の言いつけをよく守り、おとなしく素直で手のかからない子だったケースが多く、我慢を重ねた結果、心の悩みや葛藤がつのって家族に暴力をふるうパターンが多くなっているのです。

身体症状の裏に隠された心の問題

前項で述べたように、「いい子」と思われている子どもほど、自分の欲求や感情を抑えながら思春期・青年期を迎えることが多いものです。さまざまなケースがあると思いますが、おそらく、幼児期から学童期に何度も、子どもからのサインが発せられていたはずです。それを親や教師などの身近な大人が見過ごしてしまったのでしょう。

その結果、二次障害としてうつ病と診断されたり、不登校や家庭内暴力、あるいは就職してからの社会不適応というかたちで表出してくるのです。

たしかに子どもの心の問題は、わかりにくいものです。大人のように「最近ストレスがたまっちゃって食欲がないんだよね」「考えれば考えるほど不安で、頭が痛くなるんだよ」などと言ってくれません。

子どもからのサインは、身体症状で現れることが多いものです。朝なかなか起きられず、やっと起きたと思ったら、ぼうっとしている、全身がだるくて意欲がない、頭痛、腹痛、吐き気、めまいなど身体症状を訴える——思い当たることがあったら、それは子どもからのサインかもしれません。

身体症状だけではありません。学校に行きたがらない（不登校）、暴言を吐く、暴力をふるう、不機嫌になる、しゃべらなくなる——これらもサインの一つです。不安を言葉にできない代わりに示される、子どもたちからのメッセージなのです。

多くの親はそれらをメッセージとしてとらえられず、そのこと自体に振り回されて、叱責したりすることもあります。表面に現れている症状や行動しか見ていないからです。

しかし、子どもの心の奥を見ると、不安や葛藤で心のなかは嵐のように吹き荒れているのです。

七割以上の子どもが、見過ごされている現実

子どもがいじめにあったり不登校になったとき、あるいはうつや睡眠障害の症状があるとき、まわりの大人はとかくその事実に目を奪われてしまいます。しかし、その根本には、発達障害などの問題が隠れているかもしれません。

親は「自分の子は普通の子」と思いたいものです。自分の子どもに障害や心の問題があることを認めたがらない気持ちが、発見を遅らせ、後々になって問題を大きくしてしまうケースが多々あります。

これは横並び志向が著しい日本社会ではとくに顕著な傾向です。このことは日本の特別支援学級・特別支援学校の比率を見るとよくわかります。米国では特別支援学級や特別支援学校のようなスペシャルスクールで少人数や個別の治療教育を受けているのは、子どもの人口の一〇・四％に達しますが、日本ではわずか〇・九％にすぎません。言い換えれば、自閉症やＡＤＨＤ、学習障害（ＬＤ）など米国では特殊教育を受けているような子どもが、日本では普通学級に在籍しているということになります。

誤解を恐れずにいえば、親の沽券《こけん》や面子《めんつ》のために見過ごされた子どもたちは大人の被害

者です。潜在的な問題を見つけてもらえないまま――見つけても認めてもらえないまま大人になり、社会に出て行かなければならない彼ら彼女らのことを思うと、胸が痛くなります。

たとえば、発達障害を抱える子どものなかには、成績が優秀な子も少なくありません。むしろそういった子どもたちは成績優秀なだけに、見過ごされがちなのです。そして何の治療やカウンセリングも行われないまま大人になってしまいます。

日本児童青年精神医学会における近年の学会発表では、軽度（高機能）の発達障害の実に七割以上が思春期以降、不登校や非行などの二次障害によって発見されています。

「発達アンバランス症候群」という考え方

親やまわりの大人が認めたがらない理由の一つとして、「障害」という言葉が誤解と偏見を生み出していることもあるでしょう。先述したように、本来は「ディスオーダー（軽いハンディがある）」といった程度の意味なのです。

私は「発達障害」という言葉の代わりに、「発達アンバランス症候群」という考え方にシフトすべきではないかと思っています。

図 1　発達障害の子どもの各能力のバラツキ

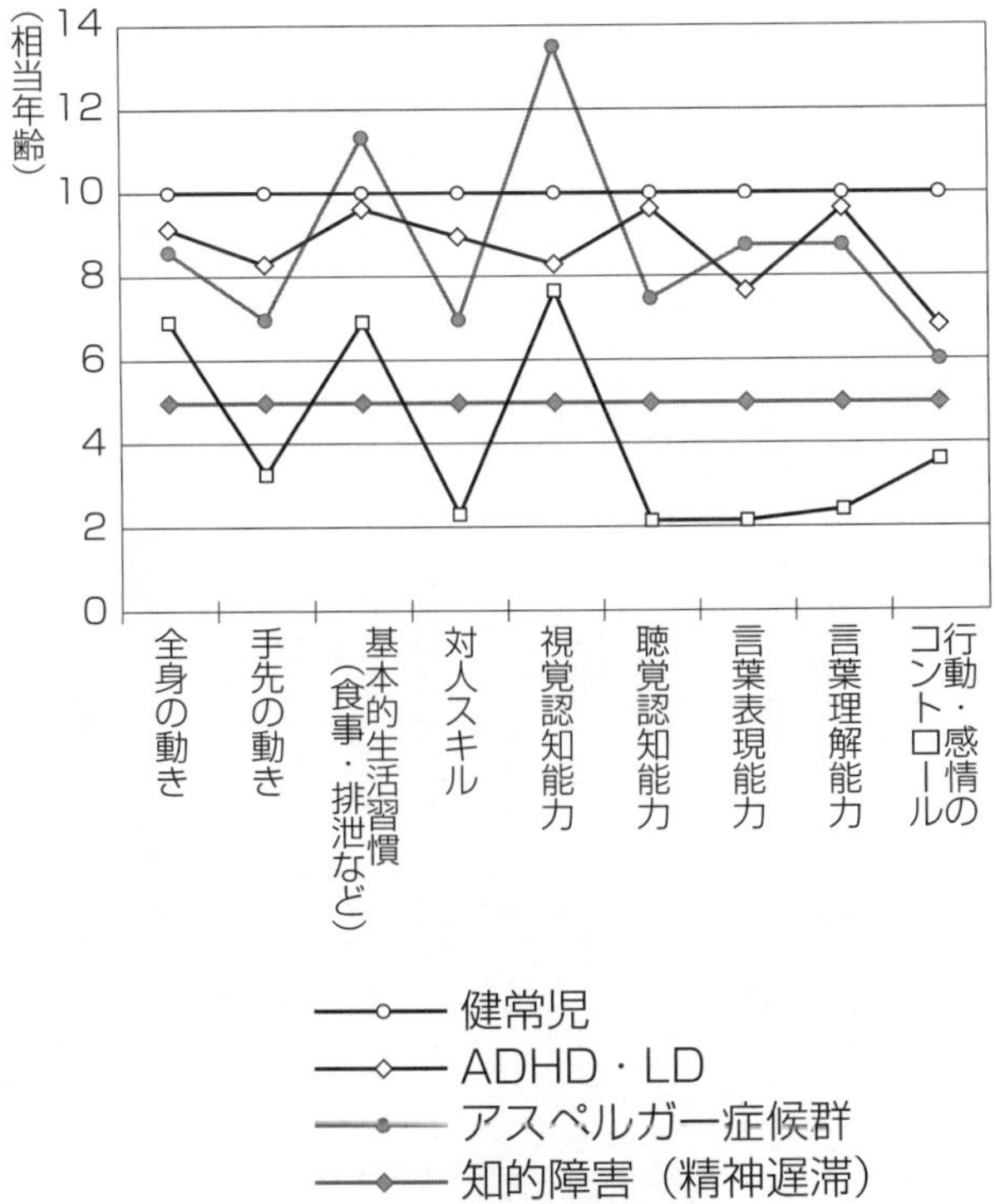

上図は、10 歳のときの各種能力の発達プロフィールを示したもの。発達障害の子どもは、平均的な健常児に比べて、発達に大きなバラツキがあることがわかる。

すべてが正常に発達する子どもばかりではありません。たとえば、行動や感情のセルフコントロールが極端に未熟な子、対人関係など社会性が未熟な子もいます。社会性は未熟な一方で、視覚認知能力は著しく優れている場合もあります。

発達障害児の場合、健常に発達した子どもに比べて遅れているところもあれば、より発達しているところもあるのです。親から見れば「あれはよくできるのに、なんでこんな簡単なことはできないの？」といった状況に陥り、わけがわからない状態になります。脳の発育・発達のアンバランスが原因なのですから、無理もありません。

このような発達のアンバランスは、多かれ少なかれ誰にでもあることであり、恥ずかしいことでも何でもありません。この誤解と偏見が解けない限り、心の問題は本質的に改善しないと思います。

子どもの問題行動の陰に「機能不全家族」あり

子どもの心の病は、脳の機能障害や遺伝的な要因だけでなく、多くは家庭環境、とくに母子関係に問題が潜んでいることが多いものです。いやむしろ、子どもの心の病の背景には必ずといっていいほど母親がいます。

誤解のないようにしておきたいのですが、これは、子どもの心の病は「すべて母親のせいだ」ということではありません。

子どもがもっとも幸せを感じ、子どもに一番安心感を与えるものは何だと思いますか？それは母親が幸せそうにしている様子、端的に言えば「母親の笑顔」です。では、母親が笑顔でいるためには、何が必要でしょう。その背景には、夫婦関係や家族全体の問題があります。

たとえば母親が仕事で多忙、夫との不仲、姑との確執などがあったらどうでしょう。「母親が笑顔でいられる家庭」と、言葉にすれば簡単ですが、それを築くためには、家族全体の協力やサポートが不可欠です。なかでももっとも大切なのが「夫婦関係」です。夫が妻（母親）を精神的に支えることができている家庭では、子どもが心にストレスを抱える可能性は低くなります。

健全な子どもは三〜四歳頃の第一反抗期、十三〜十四歳頃の第二反抗期を経て成長し、大人になっていきます。第一反抗期は「イヤイヤ期」。何を言っても「イヤ！」で、親は正直、疲れることも多いのですが、大切な自我の芽生えでもあります。そして思春期の第二反抗期。どんな親でも程度の差こそあれ、子どもの対応に苦労します。親と口をきかない、口をきいても文句ばかりで会話にならない――。

子どもが成長する過程で、心も身体も一番安定している時期は学童期（小学生の時期）だといわれています。この時期は身体的に重篤な病気にかかりにくく、精神的にも安定しているのです。家庭環境に問題があっても、比較的深刻化しないことが多いのはそのためです。学童期では鳴りを潜めていた問題が表面化するのは、思春期になってからです。

では心の病を抱えている子どもと、単なる反抗期の子どもは何が違うのでしょうか。

やはりここでも母子関係がキーワードになってきます。私のクリニックでは、たとえその子どもが中学生、高校生、大学生であっても、幼児期にさかのぼって話を聞きます。すると必ずといっていいほど、そこに家族が本来の機能を果たしていない状態、「機能不全家族」があり、母子関係の問題があるのです。

クリニックに来る子どもたちは、幼児期から小学校低学年あたりの時期に、十分に母親に甘えることができていません。母親がひどい人だったのかというと、そういうことばかりではありません。母親自身も気づいていないのですが、そんなときの母親は軽いうつ状態・不安状態にあることが多いのです。経済的に苦しい、姑とうまくいっていない、仕事が忙しい、夫は話を聞いてくれない――母親をとりまく家族関係に問題があり、母親自身に心の余裕がなく、子どもに安心感を与えてあげることができなかったツケが、子どもの思春期以降になって、まわってきているということです。

心の病には、必ずサインがある

子どもの心の病には必ず兆候、サインがあります。それぞれの病気にどんなサインがあるか、詳しくは本書のなかで紹介していきますが、ここでは代表的なものをいくつか紹介しましょう。

まず多くの子どもたちに見られるのは「朝になると身体症状を訴える」ということです。大人でも、月曜の朝になると憂うつで食欲がなくなる、といったことがありますが、とくに子どもはそれが顕著です。

たとえば朝なかなか起きられない、起きても全身がだるい、頭が痛い、お腹が痛い、吐き気がある、めまいがするといった症状が多いようです。親は病気ではないかと心配したり、あるいは怠けているのではないかと叱ったりしてしまいます。

また、身体症状と同時に「元気がない」「無気力」「イライラして不機嫌になる」「弟や妹をいじめる」「親に当たる（暴言・暴力も含む）」「べったり甘えるなど子ども返りをする」

「口数が少なくなる」「無表情になる」「成績が落ちてくる」――なども代表的な兆候です。結果として、学校に行きたがらないといったことも出てきます。

これらの兆候は、子どもから見ると、大人の誤解を受けやすいものばかりです。さぼっている、わがままを言っている、だらしないなどと、目に見えている兆候にばかり大人が過剰に反応してしまうのです。無理に学校に連れて行こうと親が焦り、イライラしてしまうこともあるようです。

しかし、子どもは理由もなくこのような症状を示すことはありません。まずは子どもと向き合い、その状態をしっかり受け止めてあげてください。それから本当に身体の病気なのか、心の病なのか、何か問題を抱えているのか、学校ではどうなのか、対策を考えるのはそれからです。

早く発見できれば、治るのも早い

子どもの心の異変には、必ず原因があります。それは家庭環境や、学校などの集団生活での不安かもしれません。あるいは、言葉で表せない心身の不調や、ちょっとした発達のアンバランスがあるためかもしれません。ただ言えることは、その多くが適切な指導とサポートで克服できるということです。くり返しますが、まず何よりも最初に、子どもからのサインに気づくこと。小さなSOSを見逃さないことが大切です。

「お母さん、いま僕の心のなかは不安でいっぱいなんだ。学校では忘れ物が多くて先生に叱られるし、友達にはからかわれる。自分でもどうしていいかわからないんだ。このままではつぶれてしまいそうだよ。助けて！」などと言葉に出してはくれないのが子どもです。

サインに気づいてもらえなかった子どもたちはきっと「どうして自分は学校や社会にうまくなじめないのだろう。どうしてうまくやっていけないのだろう」と悩み、不安を抱き続けることになります。

もし子どものサインに気づいたら、まわりにいる大人が、ありのままを「受け入れ（受容）」、「認めること（認知）」を忘れないでください。もともと心の病を抱えた子どもはストレスに対する抵抗力が弱いため、すべてを温かく受け入れ、理解してあげる接し方をする必要があるのです。

親や教師から受け入れられなかった子どもは、そのまま大人になって、現実社会で冷たい扱いや対応を受けたとき、ストレスに耐え切れなくなってしまう可能性があります。それによって二次障害や合併症を引き起こしてしまったら、後悔してもしきれません。

子どもの発達のアンバランスといったものは治療が可能で、早い段階で発見すれば治療期間も短くてすむものが大半です。落ち着きがない、コミュニケーションがうまくとれない、不安な態度が見られる、元気がない、反抗的になるなど、彼らは何らかのサインを必ず発しているはずです。

そのサインにいち早く気づき、子どもの心がストレスでいっぱいになってしまう前に、家庭や学校を居心地のよい環境に変えていくことが大切です。

1章

なぜ最近「発達障害」が増えてきているのか

キレやすい、友達と遊べない…それは発達障害かもしれない

極度に落ち着きがない、友達と遊べない、身のまわりの整理整頓ができない、忘れ物が極端に多い、我慢することができない……どれも多かれ少なかれ、子どもによく見られるものばかりです。しかし、そんな「ちょっと困った」行動をとったり、「少し変わっている」子どものなかに、発達障害（発達アンバランス症候群）が隠れているかもしれません。

発達障害とは、何らかの原因で脳の一部機能が阻害され、認知・言語・社会性・運動などの発達に遅れが見られるものをいいます。具体的には、落ち着きに欠け衝動的な「**注意欠陥・多動性障害**（ＡＤＨＤ）」や、対人スキルや社会性に問題のある「**アスペルガー症候群**」、読み書きなどの習得に難のある「**学習障害**（ＬＤ）」などといったものの総称です。

何も脅しているわけではありません。発達障害は、決して稀なものではないからです。各種統計によると、ＡＤＨＤや学習障害の子どもは、一五歳未満で六～十二％にものぼるのです。そして先述したようにその多くが、何の治療もケアも受けないまま、大人になって社会に出て行きます。

発達障害の原因は、生まれつき、または乳幼児期に何らかの理由で脳の一部機能の発達

が損なわれたために起こるものです。そのため、成長とともに身につくはずの言葉や社会性、感情のコントロールなどが未成熟、未発達、アンバランスになってしまっているのです。

発達障害の難しいところは、幼児期・学童期・思春期・青年期・成年期など発達の時期によって、状態が大きく変化していくことです。しかもそれが発達障害の種類によっても違い、軽度・中程度・重度などの重症度によっても変わってくるために、とても複雑です。同じ一人の発達障害者であっても、子どもから少年、青年、大人になっていくにつれて、違った表情を持つことになります。

とくにＡＤＨＤや学習障害、高機能自閉症、アスペルガー症候群などの発達障害児は、親にも教師にも見過ごされがちです。思春期になって問題を起こして初めてわかったというケースも多いのです。

幼児期に親やまわりの大人がほんの少し感じた「何か違うな」「少しおかしいぞ」という感覚がすべて発達障害につながるとは限りませんが、もしもそのときに適切なサポートを受けていたら……と後悔しても始まりません。ほんの少しの違和感を見逃さず、子どもがのびのびと成長できるようにサポートしていくことで、子どもの未来は明るいものに変わっていくのです。

増える発達障害、その種類と症状

では発達障害にはどのようなものがあるのでしょうか。一般に発達障害といった場合、

①注意力に欠け、落ち着きがなく、時に衝動的な行動をとる「**注意欠陥・多動性障害**（ＡＤＨＤ：Attention Deficit Hyperactivity Disorder）」

②対人スキルや社会性などに問題がある「**自閉症**」「**高機能自閉症**（ＨＦＰＤＤ：High Functioning Pervasive Developmental Disorders）」「**アスペルガー症候群**（ＡＳ）」などを含む「**自閉症スペクトラム障害**（ＡＳＤ：Autism Spectrum Disorders　広汎性発達障害）」

③ある特定の学習能力（読む、書く、計算）の習得に難のある「**学習障害**（ＬＤ）」

④知的能力に遅れがある「**知的障害**（精神発達遅滞）」

⑤運動や手先の器用さが劣る「**発達性協調運動障害**」

などのすべてを含み、これらを総称して発達障害と呼んでいます。見てのとおり、症状も種類も幅広く、これを「発達障害」とひとくくりにするのは無理があると思います。

軽度のものから重度のものまで症状も人それぞれです。あくまでも「発達のアンバラン

ス」なのだと改めて強調しておきたいと思います。

具体的に言えば、すべてがバランスよく発達している子どもを正常児とすると、彼らに比べて、「感情・行動のセルフコントロール」の発達がとくに遅れているのが注意欠陥・多動性障害（ＡＤＨＤ）、「学習・認知」の発達が際立って遅れているのが学習障害（ＬＤ）、社会性と言語の発達がとくに遅れているのが「自閉症」、発達が全般にわたって遅れているのが「知的障害」ということになります。

とはいえ、これらは明確に線引きできるものではなく、ＡＤＨＤの子どものなかにＬＤがあったり、重度の自閉症に知的障害が合併していたりすることもあり、非常に複雑です。

さらに発達障害をわかりにくくしているものに二次障害があります。家庭環境や学校環境などの二次的な心理社会的要因によって、障害の現れ方が違うというわけです。先ほど、発達障害は親の育て方やしつけが悪いわけではないと述べましたが、二次障害に関していえば、家庭環境、学校環境などが非常に大きく関わってきているといえます。

成績がいい子、育てやすい子ほど要注意

発達障害は決して珍しいものではありません。だからこそ見過ごされやすいものです。

さらに近年では、発達障害が予想以上に高い割合で存在することがわかってきています。ＡＤＨＤ、学習障害、高機能自閉症、アスペルガー症候群の子どものなかには、知能レベルが高く、ちゃんと授業についていけるどころか、トップクラスの成績の子どももいます。

成績がよかったり、おとなしくて育てやすい子だったりすると、まさか発達障害だとは思いもせず、「ちょっと変わった子だから」と見過ごされてしまうことも多いのです。

発達障害というと、「知能に遅れがあって授業にもついていけない」というイメージが強いため、学業の遅れが目立たず、まして成績もいい発達障害児がいるなどとは、想像もできないのでしょう。だからこそ、成績がいい子、育てやすい子と思われた発達障害児のなかには、何のケアもされないまま大人になっている人がたくさんいるのです。

子どもの発達というものは、学業だけでは計れません。得てして親や教師というものは、成績がいいとそれでひと安心してしまうものですが、友達との関わりのなかで社会性を身につけたり、人に譲ったり思いやりを持つなどの感情や行動のコントロールをしたり、運動（手指の細かい運動から全身運動、協調運動など）能力を身につけたりすることも、生きていくうえでとても大切なことです。これらの発達のバランスがよければ問題はないでしょう。ただ、これらの一つでも大きくバランスが崩れているようならば、何がしかの発達障害を疑う必要があるかもしれません。

いくら成績優秀でも、たとえば社会性が未発達であれば、友達と交流することができず、集団行動に適応できないものです。するといずれは二次障害に発展し、中学校、高校で問題行動が現れたり、就職してから社会に適応できない大人になってしまいます。

大人から見て「いい子」「育てやすい子」「成績優秀な子」は安心してほうっておかれやすいもの。しかしそういう子ほど、親やまわりの大人が、彼ら彼女らが発するサインを敏感に察知してあげる必要があるのです。

発達障害は何が原因なのか

発達障害は、どのような原因によって起こるのでしょうか。一次的な原因としては、前述したように、脳の機能障害が挙げられます。

脳の機能障害が原因になるとは、具体的に言えば「遺伝的なものや、妊娠中や出生時の異常、乳幼児期の病気などで、中枢神経系（脳）の発育や発達が損なわれ、言葉や社会性、感情や行動のコントロール、基本的な生活習慣や協調運動の発達がアンバランスになるために起こる」ということです。

放射線医学的研究により、ＭＲＩ（磁気共鳴画像）検査装置、ＰＥＴ（陽電子放射断層撮影法）、ＳＰＥＣＴ（単光子放射線コンピューター断層撮影）などを用いて調べたところ、ＡＤＨＤでは前頭葉の機能障害であるという説が有力視されています。前頭葉には、集中力・持続力、衝動性や欲望のセルフコントロールなどの役割があります。

頭部外傷や脳挫傷、脳卒中などで前頭葉が損傷した患者さんの症状が、ＡＤＨＤに類似していることも、それを裏づけています。

一方、自閉症、高機能自閉症（ＨＦＰＤＤ）、アスペルガー症候群（ＡＳ）では、脳の広範囲にわたる損傷で発症すると考えられています。ＭＲＩなどの検査で、前頭葉、側頭葉、頭頂葉などの大脳皮質から小脳虫部、大脳基底核、大脳辺縁系、視床などに異常が見られたのです。

それは、これらの障害がかつては「広汎性発達障害」と呼ばれていたように（現在では、自閉症スペクトラム障害という名称に統一）、言語、社会性、運動、感情・衝動性や行動のセルフコントロールなど幅広い範囲の発達に障害があることからもわかります。

また、ＡＤＨＤや自閉症では、脳内の「モノアミン（ドーパミン、ノルアドレナリン、セロトニンなど）」という神経伝達物質が不足する代謝異常も指摘されています。

つまり、根本的な原因には、親の育て方や家庭環境、本人の性格などは関係していないということです。ところが、そのまま発達障害に気づかず、さらに養育環境が不適切であった場合には悪影響を与えます。二次障害や合併症が現れることになるのです。

近年、発達障害が増加しているのは、脳の機能障害が増えたからだとは考えられません。おそらく、発展途上にある子どもたちに不適切な子宮内環境（胎生期）、社会環境、家庭環境があり、それらの要素が複雑に絡まり合っているのではないかと思います。子どもの心の病の原因は、このような環境に負うところが非常に大きいのです。

発達障害児がうつ、不登校、非行になりやすい理由

発達障害の子どもが問題なのは、障害があるという事実ではありません。発達障害を持つ子どもは、一般的に中枢神経系（脳）の脆弱《ぜいじゃく》性のために、ストレスに対する抵抗力が弱く、些細《ささい》なストレスや心理的要因でも、大きな反応を示すことがあるからです。結果として、いじめにあったり、不登校になりやすいのです。

幼児期に発達障害を親や教師に見過ごされ、さらに家庭環境や学校環境、生活の乱れな

どの二次的な要因が加わって思春期を迎えたとき、不登校や家庭内暴力、非行となって問題になることもしばしばあります。

実際、軽度（高機能。知的な遅れがないタイプ）の発達障害の七割以上は、思春期以降に不登校や非行といった二次障害を示してから発見されているという報告もあります。また、私自身が外来で診た大人のＡＤＨＤの八〇例のうち六九例が、さまざまな合併症を示していました。これらのことは、成績優秀な子どもや、ちょっと変わった子として見過ごされた子どもほど発達障害が悪化し、深刻な二次障害や合併症を招きやすいことを示しています。

避けるべきは二次障害、合併症なのです。

発達障害をほうっておき、二次障害や合併症を示すことになる要因には、以下のようなものがあります。

- **親のネグレクト（育児放棄）や放任、虐待**
- **長時間にわたるゲームやテレビなどの視聴**
- **睡眠、覚醒リズムの乱れ**
- **食生活の乱れ**

幼児期に親から虐待やネグレクト（育児放棄）を受けた子どもは、思春期以降になってしばしば精神障害を示すことがわかっています。幼児期の虐待などで社会性の発達が障害されたケースでは、自閉症と似たような症状を示すこともあります。いずれにしても、ネグレクトや虐待によって、発達障害は悪化することは否定しようがありません。

また、ＡＤＨＤやアスペルガー症候群の人はとくに、ゲームやインターネットにのめり込みやすい傾向があり、不登校から引きこもりやニートになるケースもあります。発達障害者は、ゲームだけでなく、アルコールや薬物などへの依存傾向が見られます。依存症は、セルフコントロールができない、対人スキルの欠如などの傾向が見られ、発達障害と深く関わっているのです。

また、ゲームやインターネットへの依存は、睡眠障害にもつながります。事実、ＡＤＨＤや自閉症は、睡眠・覚醒リズムが乱れやすいのが特徴です。一緒に暮らす親の生活リズムの乱れによって、幼児期から睡眠覚醒リズムを乱された子どもが将来どうなるのかは、推して知るべしです。早寝早起きは、発達障害児はもちろんのこと、健常児にもぜひ守ってほしい基本の生活習慣です。

また、起床時間が遅いことは、食習慣の乱れにもつながります。朝食抜きが当たり前になっていたり、ファストフードばかり食べさせてしまうといったことが、症状を悪化させることにつながります。

これらの複合的な要因が、近年、発達障害の増加の原因ともいわれています。そのまま成人になって就職や社会適応が困難になり、うつ病、依存症、パーソナリティ障害、不安障害、非行などの合併症を引き起こしてしまうこともあるのです。

ほうっておくと怖い、二次障害や合併症

発達障害をケアしないまま成人し、二次障害や合併症として現れた具体的なケースを紹介しましょう。

ケース1 成人ＡＤＨＤにうつ病を合併した三五歳のＡ子さん

何年か前から気分の落ち込みと無気力があってうつ病と診断されました。抗うつ剤を服用しても回復しませんでした。仕事でも事務能力に欠け、書類がたまってパニック状態になったり、電話の伝言メモを渡すのを忘れ、上司に注意されることもたびたびでした。同僚との人間関係も孤立していました。また家庭では、片づけ、整理整頓ができず、家事の

手順が悪いために散らかり放題でした。A子さんの小児期は、注意散漫で空想癖があったそうです。

爪かみやチック症（身体の筋肉の一部が突然、無意味にくり返し動いてしまう習癖）もあり、ストレスによる過食も見られ、自殺願望もありました。ADHD者が成人になってうつ病を合併しやすいのは、成功体験が少なくて挫折経験が多く、自尊心や自己評価が低くなるためです。また、脳の脆弱性など生物学的要因も指摘されています。

A子さんはその後、薬の服用などによって、うつ病とADHDは改善していきました。


近年、ADHD、アスペルガー症候群などの発達障害とうつの関係、また非行・犯罪との関連性が注目されています。米国では、刑務所に入所している犯罪者の五〇～七五％にADHDとアスペルガー症候群が認められました。

誤解がないように付け加えておきますが、これはADHDやアスペルガー症候群の人は犯罪を起こしやすい、ということではありません。これらADHDとアスペルガー症候群の犯罪者たちはすべて、青年期まで障害であることを見過ごされてきました。そのため「努力・頑張りが足りない子」と評価され、家庭で、学校で、社会で厳しく叱責され、いじめられていたケースばかりです。逆に、障害であることをまわりが受け入れ、適切な治療がほどこされたケースでは、犯罪は起こりません。

私たち身近にいる大人が、子どものディスオーダーを認め、欠点やハンディをあるがままに受け入れて適切な対応や治療をすることがいかに大切か、おわかりいただけたかと思います。

では、主な発達障害の症状を、その事例とともに個別に紹介していきましょう。

I　注意欠陥・多動性障害（ADHD）

「ADHD」の特徴的な症状――ジャイアン型とのび太型

子どもの発達障害のなかでも比較的軽度で有病率の高い「注意欠陥・多動性障害（ADHD）」についてお話ししましょう。

ADHDは、男女比は四～五：一と、女児に比べて男児に圧倒的に多いのが特徴です。発症頻度は、子どもの人口の三～五％といわれています。

その主な基本症状は「不注意」「多動性」「衝動性」です。またこれらの症状がもっとも目立つようになるのが六～八歳の小学校低学年の頃です。

この時期は、ただでさえ元気で落ち着かない子どもが多いので、親からすると少し動き回っただけでも「ADHDなのでは？」と思ってしまうかもしれません。ただ、症状のなかでも、多動性は成長とともに目立たなくなりますが、思春期以降、大人になっても残ることが多いのが、不注意と衝動性です。

ＡＤＨＤは、症状の現れ方によって次の三つのタイプに分かれます。

1．多動・衝動性優勢型

2．不注意優勢型

3．混合型

多動・衝動性優勢型は、俗に「ジャイアン型」と呼ばれ、落ち着きのない多動傾向が目立ち、攻撃的で、いわゆるいじめっ子になりやすいタイプです。ある一面では外交的で積極性があるタイプともいえます。ただ、不適切な環境におかれたまま成長すると、非行や家庭内暴力、反社会的行動などに走ってしまうのがこのタイプです。

不注意優勢型は、俗に「のび太型」と呼ばれ、多動と衝動性は目立たないものの、注意力に欠ける、忘れ物が多い、片づけ・整理整頓ができない、内向的で孤立しやすい、学業についていけないなどの傾向があります。そのため、学校でいじめにあったり、不登校になったりするケースもあります。

一般にＡＤＨＤというと、ジャイアン型の落ち着きのない子どものイメージが強いため、のび太型の子どもは見過ごされやすい傾向があります。

「混合型」は、ジャイアン型とのび太型の二つの症状を併せ持つタイプです。

どのタイプにも共通し、根本的な症状といえるのが「不注意」です。これは脳の前頭葉や線条体系《せんじょうたいけい》が十分に機能していないことからくる注意集中機能、覚醒機能の障害があるためだとわかってきています。子どもが、単に不注意で忘れ物が多いのか、それとも脳の機能障害なのかは、親や教師では判断できません。早期に発見して治療することで、治るケースも多いものです。子どもの問題行動を叱ってしまう前に、注意深く見ることが必要です。

ケース2　家庭でも学校でも責められた末に……

典型的なのび太型のK男くん。小学校低学年の頃から、注意散漫で、授業中もボーッとしていました。片づけや整理整頓ができない、宿題も忘れる、友達との協調性もなく、いじめられてもからかわれてもめそめそ泣くだけ。担任の先生から度重なる注意を受け、心配性の母親は言われたことをそのままK男にぶつけ、叱責していました。

父親は単身赴任中で、たまに帰ると母親から愚痴を聞かされ、言われるままにK男を厳しく叱り、ときには体罰も加えたのです。

小学校高学年になったK男はやる気をなくし、やがて全くの無気力状態に。中学では不登校になり、その後、非行グループの使い走りをするようになりました。高校生になると、アルコールや薬物にも手を出すようになりました。

ADHDに気づかず、学校では教師に注意され、家では両親から叱責され追い詰められることで、症状が悪化してしまったケースの典型例です。

もう一つ、ジャイアン型の典型例を紹介しましょう。

ケース3 今度は俺が復讐する番だ！

C君は十六歳のとき私のクリニックを受診しました。両親の話では小学生の頃から落ち着きがなく、乱暴な言動が多かったようです。整理整頓も苦手でした。

父親は自営業で忙しく、夜も毎晩のように飲み歩き、育児は母親と祖父母にまかせきり。たまに早く帰宅すると、まとめてC君を折檻《せっかん》していました。母親と祖父母は過干渉気味でした。授業中の態度が悪く、成績もよくないということで教師から毎日注意され、家に帰ると母親と祖父母から叱責されていたC君が爆発したのは、中学二年生のとき。父親が心臓病で倒れたことがきっかけでした。

「これまで俺は親のストレス解消でなぐられていた。今度は俺が復讐する番だ!」と。その後は不良グループに入り、万引き・窃盗、飲酒・喫煙などお定まりのコースです。クリニックで薬の処方、カウンセリングを行い、家庭環境・学校環境ともに調整したところ、攻撃性が改善し、非行が治まりました。

このケースも、両親の問題があったにせよ、ADHDと気づかずに叱責をくり返してしまったことによる悲劇だと思います。まず子どもの抱えている問題を正しく理解することが第一です。そして、家庭環境、学校環境を改善し、大人たちが適切な厳しさと愛情を持って接することが、大切なことだと思います。

ADHDの何が問題なのか

ADHDでは前頭葉機能が低下しているために衝動性のコントロールが難しく、思いついたことをそのまま口にしたり、衝動的な行動をとったりします。たとえば「あの人、デブだね」「君は僕よりバカだね」などと、他人を傷つける言葉を平気で言ってしまったりするのです。そのまま成長して大人になった場合でも、いわゆるKY(空気が読めない)

な大人になってしまい、対人関係でもトラブルが生じやすくなります。

学生時代は、気の合う友達とだけ付き合い、多少の不注意や多動性があったとしても「ちょっと変わった子」ですまされることも多いでしょう。まして、成績がよかった場合は、周囲の大人は障害があるなどとは想像もしないはずです。

しかし、社会人になり、就職した場合はそうはいきません。何とか就職できたとしても、ビジネスの世界では、より社会性やコミュニケーション能力を求められることになります。ADHDを抱えたまま大人になると、注意力が足りないため、仕事をしてもミスをくり返し、上司や同僚など人間関係でも軋轢《あつれき》を生みやすくなります。整理整頓が苦手で忘れっぽいなど、仕事をしていくうえで基本となる作業にすらとまどうこともあるでしょう。

そのため、仕事が長続きせず、ニートやフリーターなどになりやすいのも事実です。

また、大人の女性に多いのがのび太型です。ジャイアン型のように、攻撃性はないのですが、それゆえに障害が発見されにくいのが特徴です。不注意傾向が強いので、女性が行うことの多い家事や育児の面でやりにくさを感じるようです。どんな段取りで行うと効率がいいのかを考えることが苦手で、次から次へと用事を思い出し、パニックになってしまうのです。そのため「自分は何をやってもダメな人間だ」と思い、劣等感を抱きやすく、うつ病や過食に発展することもあります。

『片づけられない女たち』（サリ・ソルデン著、ニキ・リンコ訳、WAVE出版）という本がありましたが、これはまさに大人の女性のADHDをよく表している本です。この本を読むと、「気が利く」「細やかな気配りができる」といったイメージを押し付けられる女性の苦悩がよくわかります。

さらにADHD者は男女を問わず、自分の衝動性や感情のコントロールができず、大人になっても衝動買いをしてしまったり、アルコールや薬物、ギャンブルなどの依存症になりやすい傾向があります。

ただ、依存傾向がある一方で、ADHDや学習障害者は、興味のあることにはのめり込み、驚くほどのエネルギーと集中力を注ぐため、本人の興味と仕事が一致した場合は、すばらしい才能を発揮する可能性があります。

この初期のサインを見逃すな

多動・衝動性優勢型（ジャイアン型）と不注意優勢型（のび太型）と混合型があると述べましたが、一般的なADHDのイメージはジャイアン型でしょう。しかし、実際に多いのはのび太型のほうなのです。のび太型に見られる日常生活や学校の様子でのサインをいくつか挙げておきましょう。

□注意力が持続しづらい
□人の話を聞いていないことが多い
□物をよくなくす
□忘れ物が多い
□人の指示に従えない（反抗や理解不能ではない）
□順序立てて課題ができない……など

米国では女の子に多いのび太型ＡＤＨＤを〝デイ・ドリーマー（昼間から夢を見ている人）〟と呼びます。一方、ジャイアン型のサインは、

□手足をもぞもぞさせたり身体をくねらせたりしてじっと座っていないことが多い
□着席すべきときに席を離れることが多い

□走り回ったり、高いところに上る
□おしゃべりで、人の話を最後まで聞かない
□順番を待てない
□他人を妨害し、じゃまする
□よく考えずに行動する……など

落ち着きがなくてキレやすい子だけでなく、おとなしいけれど、ボーッとしていて自分の世界に入ってしまい、人の話を聞いていない、注意散漫なタイプも要注意です。できる勉強とできない勉強の差が激しい、時間や金銭を計画的に使えない、などもわかりやすいサインです。

親や家族はどんな対応をしたらいいのか

ＡＤＨＤは、脳の前頭葉や線条体系が十分に機能していない障害です。しかしこれらは、子どもの頃に適切に治療すれば治りやすいものです。早期発見・早期治療がとても重要になってきます。

ＡＤＨＤの兆候が見られるようなら、まずは専門医による診察をきちんと受けましょう。ＡＤＨＤ的な傾向があると診断されたら、親や家族は考え方を変える必要があります。少しくらいできなくても、子どものありのままの姿を受け入れてあげるのです。一〇〇％できなくてもＯＫ、子どものペースに合わせ、できたことは素直にほめてあげましょう。ＡＤＨＤの子どもは、普通の子ども以上に、ほめ言葉で進歩します。よその子どもや兄弟と比べることは、絶対してはいけません。

月に一回か二回は、思いきり甘えさせてあげる時間をつくりましょう。兄弟姉妹と一緒ではなく、母親と二人だけでどこかに出かけたり、ゆっくり楽しい時間を過ごすなどしてあげてください。

ＡＤＨＤの子どもはどうしても感情的になりがちです。親は子どもが感情的になっても決して同調せず、冷静でいるように心がける必要があります。そのためには子どもと適度な距離をとることが大切です。発達障害児の親は、つい過保護・過干渉になったり、逆に育児放棄や育児拒否になったりする傾向があります。どこかで自分を客観的に見ているくらいの気持ちでいるのがちょうどいいのです。

また、家庭の中心となって子どもの世話をする母親自身もストレスがたまり、イライラしやすくなります。しかし〝子どもの心は母親の心の鏡〟なので、母親の精神状態は子どもにも反映してしまいます。母親自身がストレスをためないためには、父親のサポートが重要になってきます。父親が母親の心の支えになっていれば、母親の心も安定します。

ＡＤＨＤと併発しやすい「学習障害」

学習障害（ＬＤ）は、文字どおり、「算数、読字、書字などの学習能力上の障害があるために、学習に困難を伴うもの」と定義されています。

ただ、誤解しないでいただきたいのは、知的障害や情緒障害、脳性まひなどの重度の運動障害のような疾患ではなく、何らかの脳の機能障害が原因となっているということです。母親の妊娠中や出産時の異常、子どもの乳幼児期の病気などのために、脳（中枢神経系）の発達が少し未熟になるために起こります。また、圧倒的に男児に多いのが特徴です。

学習障害では、知能は正常なのに、注意・集中することが困難で、不器用であり、学習能力に問題があります。

すでに本書をここまで読まれた方には、症状がＡＤＨＤと似ているな、と感じる方もいるでしょう。その通りで、学習障害とＡＤＨＤは非常に関連が深いものです。ＡＤＨＤの子どもは学習障害を合併しやすいと解釈したほうがいいでしょう。

学習障害は学習面だけの問題としてとらえられることがありますが、子どもの発達障害というものは、複雑に絡み合っており、行動面だけでなく、認知力、学習能力、社会性、運動能力、言葉の発達などについて、どこかがアンバランスになっているもので、もっと多面的・多角的に見る必要があります。かつては学習障害やＡＤＨＤなどの発達障害は、ＭＢＤ（微細脳機能障害）という言葉で呼ばれていましたが、現在は、行動面の問題と学習面の問題を分けるようになっています。

反抗挑戦性障害・行為障害（非行）と、ＡＤＨＤの関連

反抗挑戦性障害（ＯＤＤ）という診断名がつくのは、「理屈っぽく、頑固でかんしゃくを起こしやすく、大人の要求や規則に従うことを徹底して拒否するといった拒絶的、反抗的、挑戦的な行動や態度が少なくとも六ヵ月以上継続的に認められる」ときです。

ＯＤＤは小学校入学以前に認められやすく、思春期以前では男子に多く、それ以降は男女差がなくなります。いわゆる反抗期とは全く異なり、親が対応に四苦八苦するほどの行動で、日常生活が困難になるほどです。

ODDはADHDと深く関わっており、不登校中に出てくる家庭内暴力などもこのODDに当てはまります。ADHDの子どもが適切な治療や対応を受けないまま小学校高学年くらいになると、そのうち何割かはODDになることがあり、さらにそのまま対応が悪い状態が続くと、中高生になって行為障害（CD。非行）に発展していくこともあります。

男児の場合は攻撃性を外に向けますが、女児の場合は抜毛、リストカット、ピアス、性非行、過食、根性焼きなど、攻撃を自分に向けることがあるために、子どもの内面にまで深く注意を向ける必要があります。

行為障害と診断されるには、①人や動物に対する攻撃性、②他人の所有物の破壊、③嘘をつくことや窃盗、④重大な規則違反、の四点を重視します。行為障害の発症率は小児期から青年期にかけて増大し、小学生のCDの半数が青年期までそれを続け、青年期のCDの四十〜七五％が成人までそれを続けます。

CDの原因はまだ詳しく解明されていないものの、ADHDなどの発達障害の合併が多いことから、脳の発達のアンバランスが要因になっていると考えられます。また、親の虐待や機能不全家族が多いことから、親との基本的な信頼関係が築けないといった心理社会的要因も重視されています。

自閉症スペクトラム障害（広汎性発達障害）

主な自閉症スペクトラム障害の種類——「自閉症」と「アスペルガー症候群」

「自閉症スペクトラム障害（広汎性発達障害）」は、知的障害を合併する「低機能自閉症」や、知能に大きな遅れを伴わない「高機能自閉症」、またその高機能自閉症に含まれ、さらに知的能力の高い「アスペルガー症候群」のほか、さまざまな自閉症の関連障害をひとまとめにした総称です。

また、症状が重なるものも多く、自閉症とADHD、自閉症と学習障害や知的障害、ADHDとアスペルガー症候群など、発達障害のなかでの相関関係も複雑に絡み合っています。

ここでは自閉症スペクトラム障害のなかでも比較的よく知られていて、有病率の高い「自閉症（高機能自閉症）」「アスペルガー症候群」について説明しましょう。

自閉症は文字どおりベースに対人関係の孤立があります。妊娠中や出生時、新生児期に何らかの損傷を受け、脳（中枢神経系）の発育が未熟なために発症します。生まれつき社会性や言語などが遅れており、比較的男児に多い障害で、遅くとも二歳半までには発症します。

乳児期には人見知りがなく、親にも抱かれたがらないので、育てやすい子という印象を受けることもあります。

ただ、二歳を過ぎても身体動作の模倣がなく、話しかけても視線が合いません。一人遊びが多く、ほかの子どもと対等に遊ぶこともできません。言葉の発達も遅く、話しかけてもおうむ返しが多いのが特徴です。三歳頃になると落ち着きがなくなり、四、五歳になると毎日同じ行動をくり返したり、自傷行為を示すこともあります。

また高機能自閉症とその一種であるアスペルガー症候群の場合は、知能レベルが高く、とくにアスペルガー症候群の知能指数は正常以上です。知的障害はほとんど合併しておらず、乳幼児期に言葉の遅れはありませんが、社会性に問題が出るのが大きな特徴です。

たとえば約束事や社会のルールを守れません。また、自己中心的で協調性に乏しく、人の意見には無関心で耳を傾けないといった特性があります。高機能自閉症に比べて、言葉の遅れもないため、幼児期・学童期には、見過ごされやすいものです。

高機能自閉症やアスペルガー症候群が「社会性が低い」といったことには、どのようなことがあるか、具体的に挙げてみます。

・自分の考えや感情をうまく表現できないため、からかわれても責められても、すぐに言い返すことができない。

・その場の雰囲気や空気を読むことができないため、悪気はなくても、人を傷つけることを口にしてしまう。

・人と視線を合わせず、身ぶり手ぶりなどを使って話すことが少ない。

・感謝や思いやり、共感する気持ちが乏しい。

このように、孤立しやすいことに加えて、ADHDよりも強い衝動性があるために、対人関係のトラブルが絶えません。このため、いじめにあったり仲間はずれにされて、そのまま不登校になってしまうケースも多いのです。

ケース4 あんな学校行きたくない！

N君は小学三年生。担任の教師から「狂暴性がある」「みんなに迷惑をかける」と言われていました。普通学級に在籍していますが、言動が少々風変わりなので上級生にからかわれたり、いじめられたりすることも多かったようです。すると、N君は過剰に反応し、奇声を上げて興奮して机や椅子を倒します。

自分より弱い生徒には暴力をふるい、注意する教師に対しても「くそじじい、死んじまえ」などと暴言を吐き、授業中も自分勝手なことをしていました。

このようなパニックが続いた後、N君は「あんな学校行きたくない」と登校拒否になったため、母親とともに私の病院にやってきました。

母親に幼児期の様子をたずねたところ、自閉症児特有の一人遊びや視線の回避、会話が乏しいことなどの言語障害があったことがわかりました。そこで軽症自閉症と診断し、薬の服用とともに担任の教師に校内での指導について相談しました。

まずは自閉症について正しく理解してもらい、「教師がマンツーマンで優しくカウンセリングする気持ちで接すること」「叱責する回数を減らして、上手にほめてあげること」「エネルギー発散のために活発に運動させること」などを依頼しました。

その結果、N君は授業中の態度も落ち着いていき、学校にも通えるようになりました。


まわりの大人が自閉症について正しく知ること、そしてカウンセリングする気持ちで接することは非常に大切です。

「カウンセリング・マインド」という言葉があります。相手の目を見て、とにかく相手を受容し、話を聞くのです。日本の母親や教師には、子どもに対してカウンセリング・マインドで接している人が圧倒的に少ないのです。

話を聞きながらうなずき、ときには「そうだね、つらかったね」「それはよかったね」などと共感したりほめたりしながら子どもを受け止める。いまの大人にはそんな時間も、心の余裕もないのでしょう。子どもが何か言えば叱ったり、注意したり、説教をしたりしていませんか？　私はこのカウンセリング・マインドのある大人が増えるだけで、子どもの心の病の多くは改善すると思っています。

ケース5　驚異的な視覚認知能力があるB子

B子は幼児期から一人遊びが多く、落ち着きがありませんでしたが、言語や知能に遅れがなかったため、小学校は普通学級に入学しました。しかし授業中は先生の話をあまり聞かず、自分の関心事に没頭していました。

算数や国語に興味を示さない代わりに、ひとりで二一世紀のカレンダーを作成し、西暦

○○○○年の何月何日が何曜日かということを正確に記憶しています。また、市内すべての住宅地図を作成し、個人の名前や住所なども正確に記入していました。

クラスではほかの子どもと一緒に遊ぶことはなく、常に大きなバスタオルを持ち歩き、学校や通学バスのなかで、鼻や頬にあててにおいや感触を楽しんでいました。「バスタオルは私の子どもなの」と言い、バスタオルを取り上げようとすると大変興奮しました。

学校ではいじめられることが多く、教師の紹介で私の病院に受診。アスペルガー型の自閉症と診断しました。

知能の遅れがないことから、普通学級に入っても、このように集団に適応することが困難になるケースが多く見られます。なかでもこのB子さんのように、文字や数字、標識や道順などを記憶する「視空間的な認知能力」が驚異的に高い自閉症を、「サヴァン症候群」と呼んでいます。このように、優れた視覚認知能力、マニアックさ、こだわり行動、対人緊張などの激しさが、自閉症を持つ人には見られます。

自閉症スペクトラム障害の何が問題なのか

紹介したように、自閉症では多くの場合、知的障害を伴うため特殊教育が必要になりますが、軽症では対人関係や言葉の遅れが少し見られる程度なので、自閉症と気づかれずに過ごし、普通学級に入ることが多くあります。しかし、普通の子と比べると社会性に劣るため、変わり者扱いされて、いじめにあうことが多いのです。

自閉症児はいじめにあうと過剰反応を示し、パニックを起こしたり暴れたりすることがあり、対人関係でのトラブルが多くなります。それが結果として不登校や引きこもりなど、二次的な情緒障害を訴えることにつながります。

また障害に気づかれずに高い学歴に至ることもあります。しかし、言語や社会性が未熟なために対人関係がうまくいかず、社会に出てから苦労することも少なくありません。学校では多少のトラブルや孤立があっても「ちょっと変わった子」ですむ場合もありますが、社会に出るとそうはいきません。対人関係の障害や風変わりな行動のために不適応を起こしたり、トラブルや事件に至ることもあります。

社会に出れば、より高度な社会性、コミュニケーション能力が問われます。交渉事をする、お互いの腹のさぐり合いをするといったことも出てきます。学生時代では問題にならなかったことが、一気に顕在化してきてしまうのです。

高機能自閉症やアスペルガー症候群では、相手の表情やしぐさから感情を読み取ったり、相手の気持ちを察したりすることが不得手ですから、社会に出て悩み、とまどうこともたくさんあると思います。やがて会社や職場にいづらくなり、転職をくり返した末に引きこもりになってしまうといったケースは、枚挙にいとまがありません。

また、プライベートでも同様で、持続した人間関係を持ちにくくなります。相手の立場になって考える、思いやりを持って接するといったことができないため、友人や恋人ができても、信頼関係が築けないのです。

高機能自閉症やアスペルガー症候群で問題になるのは、知的障害を伴う低機能自閉症と違って、発見が遅れがちなため、早期に適切な治療やサポートができないことです。しかし、実際はたくさんのサインを発しているはずです。親や家族は、次項に挙げるようなサインを見逃さないようにしてください。

この初期のサインを見逃すな

自閉症児の場合、二、三歳までには何らかの兆候が現れてきます。人見知りをせず、おとなしくて育てやすいことも兆候の一つです。それ以外の兆候をいくつか挙げておきましょう。多くが当てはまる場合は、専門機関への受診が必要です。

□抱かれたがらない。抱かれたときの反応が硬い
□バイバイなど、動作のまねをしない
□表情が乏しく、あやしても笑わない
□話しかけても視線が合わない
□一人で置かれても平気で、後追いをしない
□喃語《なんご》（あーあー、ぶーぶーなど意味のない声）が少ない、指さしをしない
□人や動物に全く関心を示さない
□睡眠時間が短い、または不規則
□いったん出現した言葉が消失する

□痛みに鈍感で、痛くても泣かない

低機能自閉症の場合、三歳児健診か遅くとも五～六歳の就学前健診でほとんど発見されますが、高機能自閉症やアスペルガー症候群の場合は、発見が遅れがちになるか、大きな問題でもない限り発見されにくいものです。

そのサインはＡＤＨＤと共通する点も多いのですが、高機能自閉症やアスペルガー症候群のほうが、より共感性が欠如し、対人関係に問題があります。たとえば、

□相手の立場になって考えることが困難なため、人への理解や共感ができず、人を傷つけることを口にする
□その場の雰囲気や状況を読むことが苦手（要するに、空気が読めない）
□ワンパターンの決まりきった行動を毎日くり返す。その行動を妨げられたとき、パニック、興奮、暴力が激しくなる
□カレンダー、時刻表、事典、図鑑などに対して強い興味を示し、知能も高い
□不器用で、手先を使った工作、運動系全般、楽器演奏などが苦手なことが多い

□多動よりも不注意が優先している
□自分の世界に入っている子が多い。ＡＤＨＤが仲間を求めるのに対し、一人でいるのが平気で、友達を求める様子もない

高機能自閉症あるいはアスペルガー症候群の他人に対する接し方や態度は、ぎこちなく、ときには冷たく見えるかもしれません。でも彼らも心のなかでは困難を感じているのです。

親や家族はどんな対応をしたらいいのか

家庭で自閉症と思われるサインが見られたら、専門機関で早期に検査、診断を受ける必要があります。そのうえで、自閉症、もしくは自閉症の傾向があると診断された場合は、親や家族が、本人の特性をよく理解して家族みんなでサポートすることが大切です。

自閉傾向があるからといって、家のなかに閉じ込めるのは望ましくありません。同世代の子どもとの交流を増やし、二歳以上になったらできるだけ集団保育（少人数が望ましい）を経験させると効果的です。

少し話ができるようになったら、人との会話、とくに母親との対話は大切です。なるべ

くたくさん会話してほしいのですが、叱ったり注意をしたり、無理に言葉を教え込もうとするのは逆効果です。自然な雰囲気のなかで、ゆったりとした気持ちで視線を合わせ、短い言葉で話すのがポイントです。

テレビにお守《も》りをさせるのは厳禁です。自閉症児はテレビなどの機械音を好む傾向があるので、長時間の視聴は、自閉傾向を強めてしまうことになります。

どんな子どもにもいえることですが、基本的な生活習慣をととのえることも、家族ができる大切なことです。自閉症児は偏食が多いので、調理や献立に工夫する必要があります。また、睡眠時間が不規則になりがちなので、決まった時間に早めに寝かせます。

高機能自閉症、アスペルガー症候群の場合は、発見自体が遅れがちなのは何度も述べたとおりです。とくに日本の親は病院に行かせることに抵抗があるケースが多く、子どもの行動の原因やその裏側にあるものを知ろうとせずに、子どもを叱ったり、いじめがあれば学校のせいにしたりしてしまうものです。しかし、それこそが発見を先延ばしにしてしまっているといえます。

子ども自身も、その年齢なりに、対人関係や社会性の未熟さに悩んでいるはずです。そのせいで自己評価が低くなり、「僕（私）はダメな人間なんだ」と落ち込み、うつ状態になることもあります。

そんなときまわりの家族は、あれこれと上から一方的にアドバイスしたくなるもの。でもそこをぐっとこらえ、子どもを支え、守り、受け入れる姿勢を保つことが大切です。すると本人との感情の交流ができ、心が通じ合えるようになります。

その才能には伸ばし方がある

子どもが発達障害であるとわかったら、それを避けることはできません。しかし、その後、適切なサポートさえあれば二次障害や合併症は避けることができるのです。そのためには、早期にケアを行うことが必要です。

くり返しますが、大切なのは、子どもの障害を見過ごさず、早期に発見すること。そしてまず一番身近な親や教師が子どもの障害を認め、生まれ持っているハンディをあるがままに受け止めることです。子ども自身も、自分を認めてもらえたという安心感を得ることができ、それが克服の原動力になります。

ハンディであることに気づかずにいると、親や教師から怠け者・変わり者、あるいは自分勝手でわがままであると誤解され、毎日のように厳しく叱責されたり、注意を受けたりします。これがいじめや不登校につながり、合併症を引き起こすことになるのです。

子どもを一番近くで見ている大人自身が、叱責や注意を少なくし、なるべく長所を見つけてほめてあげることが大切です。そして早期に適切な治療を受けましょう。

子どものありのままを受け入れることで、子どもが長所を伸ばして成功した例を二つ紹介しましょう。

ある母親が校長先生からこう言われたそうです。

「あなたの息子さんは無軌道なうえ、頭も悪くて、もう学校では教えられません」

するとその母親はこう答えました。

「息子はいたずらが過ぎることはありますが、頭も悪くなければ、手に負えなくもありません」

そして小学校を二ヵ月で中退させ、自分の手で教育をしたのです。息子の興味を引き出し、才能を伸ばすように――。この少年が、後の大発明家、エジソンです。

またアメリカの映画スター、トム・クルーズは学習障害（ＬＤ）であることで知られています。彼の母親は息子の学習障害に気づくと、自分で特殊教育の講座を受講し、その道のエキスパートとなってトムを指導しました。その結果、彼は学習障害を克服したとしてホワイトハウスで表彰されるまでになりました。

エジソンもトム・クルーズも、その母親たちが息子のありのままを受容し、愛し、責めることなくその才能を伸ばしていったのです。

適切な治療とカウンセリングで、発達障害は必ず改善します。発達障害と気づかれないまま大人になって顕在化した人でさえも、普通の生活が営めるようになるのです。まして子どもならなおさらでしょう。

治療が早ければ早いほど、必ずよくなります。それは、私自身が発達障害者であること、そして精神科医としての臨床経験を通しても、約束できます。

2章

子どもの「うつ」が見過ごされやすい理由

子どもの「うつ」が増えている

うつ病はすでに社会問題にまで発展しており、すっかりポピュラーな病気になってしまいました。本来、大人に多い心の病であるうつ病が、近年、十歳以上の子どもにも増えてきています。この十歳以上の小児に見られるうつ病を「小児うつ病」と呼んでいます。

小児うつ病の背景にはどんなものがあるのでしょうか。遺伝的な要因が強い場合もありますが、それだけでは近年になって増加している理由になりません。おそらく、その大きな理由の一つは、子どもに対するストレスの増加でしょう。

遺伝的な理由であれば大きなきっかけがなくても発症することがありますが、心理的なストレスが原因の場合、自分にとって何か大切なものを失ったという喪失体験がきっかけで発症する場合が多いようです。

たとえば親や友人、人生の目標などが失われると、それが契機となってうつ病を発症します。大人でも大切なものを失えば、気分が沈み、ふさぎ込みます。子どもならばなおさらでしょう。学校でいじめられている、目標としていた中学受験に失敗した、母親が亡くなったなどのケースは、その代表的な例です。

増えている原因は何?

現代は両親ともに忙しい人が増え、家庭で子どもとゆっくり関わる時間はなかなか持てません。平日に家族で団欒、などという光景は、テレビのなかだけのことになってしまった感があります。

そんななかで子どもたちは、幼い頃から習い事をし、さらに小学校に入学すれば学校の勉強に塾、高学年では中学受験などと、子どもへの心理的負担は増すばかりです。子どもはつらい気持ちをうまく言い表すことができません。大人のように、ストレスを発散する場も、方法も知りません。

すると、子どもたちはどうやってその不安な気持ちを表すと思いますか?

子どもたちは不安な気持ちを「行動化」「身体化」するのです。これは小児うつ病に限ったことではありませんが、子どもたちは大人と違い、自分でも自分の心のなかに不安や葛藤があることをわかっていないことが多いもの。ですから言葉にできずに黙ってしまいます。その代わり、身体の不調となって現れてきます。

子どもたちが表すその「行動」や「身体症状」は、親にとっては心配の種であり、ときに過干渉、その逆に放置、あるいは叱責や説教につながり、子どもたちを追い詰めます。

とくに小児うつ病を発症し始める十歳以降の「前思春期」から「思春期」にかけての時期は、元気な子どもであっても心や身体は不安定になります。そこに追い討ちをかけるように親や家族が責め立てれば、子どもはますます心を閉ざすことになってしまうのです。

背景にある二大要因

さらに最近注目されている子どもの「うつ」の原因として、発達障害（発達アンバランス症候群）と機能不全家族があります。中高生以上になって、うつ症状や不安を訴えて私の外来を訪れる子どもの背景には、発達障害があることが非常に多いのです。

発達障害児になぜうつが多いのでしょうか。その理由は大きく分けて二つあります。

まず一つは、生物学的な理由です。うつは遺伝もありますが、もともと発達障害の子どもの脳は、そうでない子どもに比べてドーパミン神経という神経伝達物質の分泌が少なく未熟なため、ストレス耐性が低くなっています。

ドーパミン神経は、「報酬系」「意欲の神経」とも呼ばれます。この神経が未熟な子どもには、通常の十倍も二十倍もほめてあげる必要があるのですが、実際には発達障害の子どもは、日常生活でつまずき、親や教師に叱責されます。すると、ストレスに弱い脳を持つため、うつになってしまうのです。

二つめの理由は心理社会的なものです。学校などで勉強ができず、運動も苦手、友人関係でも孤立しがちな発達障害児は、挫折や失敗を繰り返す毎日を送りがちなため、次第に劣等感を抱いていきます。彼らは口を開けば「どうせ僕（私）なんか……」と言います。こうして劣等感・疎外感・孤立感がつのり、次第に無気力になっていき、やがてうつ状態になってしまうのです。

これに加えて環境がさらにうつを悪化させます。家族関係が正常に機能していない機能不全家族の場合です。常に母親がイライラして過干渉であったり、母親の精神状態も不安定でうつ状態にあったりすると、子どももうつが悪化しやすくなります。

この生活習慣も、うつの原因に

うつは生活習慣とも深く関わっています。うつの症状の一つに「睡眠障害」があります。うつになると中途覚醒が起こりやすい、自分が責められる・殺されるといった悪夢を見やすい、早朝に目覚めてその後眠れなくなる、などの症状が見られます。うつになると眠れなくなる→眠れなくなるとうつがさらに悪化する、といった悪循環に陥ってしまうのです。

睡眠にはレム睡眠とノンレム睡眠があります。ノンレム睡眠とは深く、質のいい眠りのことで、このときに成長ホルモンや性ホルモン、ドーパミン、メラトニン、セロトニンといった重要なホルモンがたくさん分泌されます。睡眠不足になるとこれらの分泌が不足します。なかでもセロトニンは、うつ病との関わりが明らかにされており、不足するとうつを引き起こす物質です。大切な成長期にゲームやテレビを見て夜更かしをしていると、身体の成長はもちろん、脳にとってもいいことは一つもありません。

睡眠不足は食事にも影響を与えます。まず、夜眠れないと朝起きられません。すると、朝から不機嫌で朝食を食べない子どもになります。食事をとらないと血糖値が上がらないため低血糖になります。これがイライラを増長します。

さらに、うつの子どもは得てして偏食が多く、ファストフードやジャンクフードばかりを好んで食べる子が少なくありません。ファストフードやジャンクフードばかり食べていると、脳の栄養が不足してうつが悪化するのです。

食事については6章で詳しく説明しますが、ファストフードやスナック菓子に使われている「オメガ6」という油を多量にとると、うつになりやすいこともわかっています。また、偏食の子どもに見られるビタミンB群・ミネラル不足もうつを悪化させます。

主な子どものうつの種類――「小児うつ病」「反応性うつ病」「仮面うつ病」……

「小児うつ病」は、十歳以上の子どもに見られるうつ病です。原因には遺伝的な要因の強い内因性と、心理的なストレスによる心因性のものがあります。

遺伝的なものは、診察して話を聞くうちに、親にもうつ病の罹患《りかん》歴があることがわかるケースが多いものです。

一方、心理的なストレスによるものは、「反応性うつ病」とも呼ばれ、何らかのストレスがきっかけで発症します。このケースは、きっかけさえあれば、どんなタイプの人にも起こりうるタイプのうつ病です。明るくて友達がたくさんいて、部活も頑張って、意欲にあふれているような子どもでも、何かきっかけがあれば発症します。たとえば親や友人を亡くした、受験の失敗、失恋や人間関係のストレスなどが原因に挙げられます。

うつ状態になると、勉強をはじめとした意欲が低下し、学校を休みがちになるケースも多く見られます。そのため、不登校になると、かえってうつ病が見過ごされてしまうこともあります。うつ状態が解消されると、再び登校できるようになります。

いずれにしろ、うつ病ではさまざまな精神症状や身体症状が数週間から数ヵ月にわたって続きます。治療しなくても、自然に軽快することも多いのですが、問題となるのは、うつ状態の間に（とくに十五歳以上は）自殺しやすいこと、また何度も再発をくり返すことです。

また、秋から冬にかけて気分の落ち込みやイライラが激しくなる「季節性うつ」と呼ばれるうつ病もあります。小学校高学年から中高生の女児に増えてきており、春になると症状が緩和するのが特徴です。

さらに、正式な医学用語ではありませんが、「仮面うつ病」というものもあります。うつ病の精神症状が、身体症状という「仮面」をかぶって現れていることから、こう呼ばれています。病院で診察・検査をしても明らかな器質的な原因がないのに、全身の倦怠感や吐き気をはじめとする身体症状が見られます。

仮面うつ病は、基本的には内因性のうつ病の一種で、遺伝や性格的要因、神経伝達物質の不足、きっかけとなる出来事などさまざまな要因が複雑に絡まり合って病気を引き起こしていると考えられています。

それではその一つひとつについて、詳しく見ていきましょう。

I　小児うつ病

小児うつ病の特徴と発症年齢

小児うつ病は、一般的な成人のうつ病と違って、一回のうつ状態の持続期間が短いこと、身体症状（とくに朝起きられない、だるい、頭痛、吐き気、めまいなどの自律神経症状）が目立つこと、勉強も含めた意欲や作業能率の低下、集中することが困難になるなどの症状が出やすいことが特徴です。

小児うつ病は十歳以上になると見られ始めます。北海道大学大学院医学研究科の伝田健三助教授（当時）らによると、十七歳以下の外来受診者のうち二七・一％にうつ状態が、東京女子医大小児科の医師らの報告では、中学生の十一～十七％、秋田県保健センターの調査では、高校生の四五％にまでうつ状態が認められたといいます。いずれも成人のうつ病同様、女性（女児）に圧倒的に多く、男性（男児）の二倍ともいわれています。

成人のうつ病では、寂しい、悲しいといった抑うつ気分が主要症状にありますが、小児の場合は、気分の落ち込みや憂うつが目立たず、表面上は明るく元気にふるまう傾向があります。また、不機嫌になったり、反抗的な態度になる場合もあります。

このため、親がうつ病とは思わず、叱責したり、原因を学校に求めたりすることがあります。先にも述べたように、結果として不登校になってしまうと、うつであることが発見されにくくなります。

また、小児うつ病は発達障害とも関連が深く、ＡＤＨＤの子どもはうつ状態になりやすいといわれています。

子どもに不機嫌や反抗的な態度が見られたら、ついその態度や行動ばかりに気持ちを奪われ、親としては注意したり本人に問いただすなど、感情的になりがちです。でもそこでひと呼吸置き、その行動の裏側にあるものは何か、と考えてみる必要があります。子どもの身になって、「なぜこういう態度になるのか」と振り返ってみるのです。

そのためには日頃から子ども自身のことや、身のまわりの情報を集めておくといったことも大切になってきます。

不機嫌な態度や反抗的な態度の裏には「つらいんだよ、不安なんだよ。自分でもどうしていいかわからないんだよ」というメッセージが隠れているかもしれないのです。

子どもたちのそんなシグナルを見逃さず、おかしいなと思ったら、早めに対応することが肝心です。

ケース6　生きていても仕方ない。死にたい

N君は中学三年の新学期、クラス替えがあって親友と離れてから食欲がなくなり、体重が減少してきました。夜もなかなか寝つけず、朝方になると腹痛や吐き気を訴えて起きられず、登校を拒否するようになりました。親が何か悩み事があるのかと聞いても何も答えず、黙り込んでしまいます。家では一日中引きこもって何もせず、ぼんやりして過ごしていました。欠席が長期化したため、母親に連れられて受診しました。

見たところN君は表情が暗く、質問してもボソッと答えるだけで、元気がなく落ち込んだ様子です。時間をかけて詳しく問診してみると、「自分の顔と身長に自信がない。勉強にも自信がない。学校は楽しくない。何をしても面白くない。嫌な夢ばかり見る。何もいいことがないから、生きていてもしかたない。死にたい」と訴えてきました。

話を聞くと、N君の母親も、中学時代にうつ病になったことがあるそうです。気分が落ち込んで憂うつになり、食欲不振と不眠が続いて自殺を考えたこともあったといいます。

そうした経緯から、私は遺伝的な要因の強い内因性うつ病を疑い、外来でカウンセリグを行いながら、抗うつ薬や抗不安薬を処方しました。また、ストレスを軽減するため、学校もしばらくお休みさせました。すると二週間め頃からうつ状態は改善。学校に復帰できるようになりました。

N君のケースは、もともと遺伝的な要因があったものの、クラス替えで友達と離れたことがきっかけとなって発症したものです。このように小児うつ病の場合は、心身ともにしっかり休めれば、比較的短期間で改善することが多いのです。

ケース7　強迫的な手洗いと確認癖

J子さんは中学入学後、バレー部に入部しました。しかし同級生のいじめや上級生からの性的なからかいが苦痛になり、五月の連休明けから朝方になると激しい腹痛と下痢でトイレにこもるようになりました。

また、強迫的な手洗いが頻繁になり、時間を何回も確かめる確認癖が著しくなりました。学校も休みがちになり、イライラすると母親や弟に暴言を吐くようにもなりました。食欲は過食傾向になっていきました。

母親が心療内科を受診させたところ、身体症状、強迫行為、確認癖、過食になった背景には、軽症のうつ状態があることがわかりました。J子さんは医師との問診で、「無気力でやる気がない」といった意欲・気力の減退、「何をしても楽しくない」という興味・関心の減退、「勉強に集中できない、すぐに忘れる」などの知的活動能力の一時的な減退が見られ、うつ状態と診断されました。

その後、副作用の少ない薬の処方とカウンセリングを受け、短期間で回復しました。


うつ病は脳の病気で、全身のエネルギーが低下するために、症状がいたるところに現れる、いわゆる全身病です。うつが病気であることを家族などまわりの大人が理解し、治るまでは学校も休ませる必要があります。

子どもの場合は数週間ゆっくり休むと治ることが多いようですが、治ってからも焦らず、ゆっくりと少しずつ元の生活に戻していきます。

学校へは、気が向いたときに短時間だけ通わせる、週何日かだけ登校させる、教室ではなく保健室に登校させるといったリハビリ登校から始め、ゆっくりと慣らしていきます。

少しよくなったからと、いきなり無理に復学させると、うつ状態を何度もくり返すことがあります。

この初期のサインを見逃すな

小児うつ病は心身のエネルギーが全般的にダウンしてきます。たとえば、

□**興味・関心の減退**――好きだったことにも興味がわかない、ゲームもやりたくない、友達とも遊びたくない、何もしないでボーッとしている
□**意欲・気力の減退**――やる気が出ない、何事もおっくう、意欲がわかない、根気が続かない、身体がだるくてついていけない
□**知的活動能力の減退**――勉強に集中できない、能率が上がらない、覚えたつもりで忘れる、本を読んでも頭に入らない

などの症状が見られたら、早期に専門機関を受診してください。

そのほか、身体症状や行動面に現れるのは、眠れない、寝つきが悪い、食欲がない、あ

るいは過食、全身がだるい、とくに朝方になると頭痛、吐き気、めまいなどの症状を起こし、具合が悪くなる、不登校、引きこもり、イライラする、不機嫌になる、暴言を吐く、暴力をふるう、などが見られることがあります。

これらの症状は、一見するとうつ病とは思いにくく、誤解したままでいると余計に発見を遅らせ、症状を悪化させてしまいます。とくに思春期の女性では、拒食症・過食症などの摂食障害の背景に、うつ病が潜んでいることがあるので、注意が必要です。

見逃してしまうと不登校や引きこもりが長期化したり、自傷行為や自殺にまでつながることもあります。

心因性のストレスからくるうつ病は、きっかけさえあればどんな子にも起こり得ます。他人事とは考えず、子どもの態度や行動に変化が現れたら、その背景に何があるかを考えてみることです。子どものうつはわかりにくいので、疑わしいと思ったら、迷わず専門医を受診することも大切です。

また、先述したように、睡眠や食事などのライフスタイルの乱れもうつになりやすいことが明らかにされています。子どもの生活習慣を見直すことも重要なポイントとなるでしょう。

季節性うつ病

女児に多く、秋から冬にかけて落ち込む

季節性うつ病とは、秋から冬にかけてうつ状態となって意欲や気力がなくなり、春になると改善するうつ病のことをいいます。

毎年秋から冬になると、勉強などへの意欲が低下して無気力になります。何をするのも億劫《おっくう》で、気分が落ち込みイライラすることもあります。普通のうつ状態と異なり、食欲もあり、甘いものや炭水化物を好んで食べる傾向があるため、体重が増え、睡眠時間も長くなるのが特徴です。

秋から冬に症状が現れるのは、日照時間とも関わりがあります。日照時間の短い北欧のアイスランドでは人口の二割以上が季節性うつ病といわれています。男性（男児）に比べて女性（女児）に多く、小学校高学年から中高生の女児に増えてきています。少なくとも二年以上、秋から冬にかけて子どもの様子がおかしいと思ったら、季節性うつ病である可

能性があります。

季節性うつ病の場合、原因は発達障害とはあまり関係なく、遺伝的要因や養育環境、ストレスによるものです。母親がうつ病の罹患歴があるなど遺伝性のものもありますが、そのような要因が見られないケースもあります。

一般的にうつ病は、女性のほうが圧倒的に多いのです。これは、女性ホルモンが関係しているといわれています。生理前にイライラする月経前不機嫌性障害（ＰＭＤＤ）や産後うつ、更年期障害などからもわかるように、女性は男性に比べてホルモンの変化が激しいのです。

また、女性の場合は仕事だけでなく、家事や育児、介護、近所づきあいなど、さまざまなストレスの原因を抱えやすく、社会的にもまだ弱い存在です。このためちょっとしたきっかけからうつに発展しやすいのです。

仮面うつ病

最近増えている仮面うつ病

仮面うつ病は、文字どおり、うつ病の症状が表に出ずに仮面をかぶり、見かけ上、さまざまな身体症状が表に出ている状態です。しかしその身体症状の背後には、うつ病が潜んでいるのです。

仮面うつ病は最近非常に増えてきています。正式な医学用語ではありませんが、精神科領域では重要な概念ととらえられています。

全身の倦怠感《けんたいかん》や睡眠障害、体重減少、食欲不振、腹痛、吐き気、便秘、頭痛、めまい、息切れ、呼吸困難、月経不順など、実にさまざまな症状を訴えますが、すべて自律神経系に関わる症状です。内科などで検査をしても、とくに異常は見つかりません。

特徴としては、このような症状が朝方になるとひどくなり、また周期的に改善と悪化をくり返したりします。

身体症状にとらわれてしまうと、なかなか改善することはありませんが、専門医を受診し、問診でよくよく詳しく心のなかを探ってみると、気分の落ち込みや憂うつ、無気力感、意欲の減退、不安や焦燥感などがあることがわかります。

心の沈みや落ち込みに本人さえもよく気づいていないこともあり、心理状態を深く聞くことによって、原因が浮き彫りになるケースがほとんどです。

仮面うつ病は、基本的には内因性のうつ病の一種なので、遺伝や性格的な要因が関係しています。ただ、遺伝や性格だけではなく、神経伝達物質の不足や、きっかけとなる出来事があったなど、さまざまな要因が複雑に絡まり合って、病気を引き起こしていると考えられています。

ケース8　食欲がなくなり体重が落ちていく

中学生のT子はもともとおとなしくて内向的、真面目で几帳面な性格です。小学生の頃から小食で身体も小柄でしたが、中学一年生の三学期頃からとくに理由もなく食欲が落ち始め、朝方になると頭痛や吐き気、腹痛、下痢、全身の倦怠感などを訴えてきました。学校でも吐き気があって保健室に行ったり、早退してくることもあります。もちろん給食も食べられませんでした。

そのため、三一キロあった体重は二七キロに落ち、全身の倦怠感は増す一方でした。さらに勉強に対する意欲もなくなり、学校を休みがちになりました。

母親が小児科に連れて行き、胃腸の透視検査などをしてもらいましたが、とくに異常はなく、心理的な病気を疑われて私の外来にやって来たのです。

私が問診をするとT子は、「食欲がない。無理に食べると吐きそうになる。ときどきお腹が痛くなる。いつも身体がだるくて疲れやすい。無気力で何もしたくない。夜も眠れない。友達と遊んでも楽しくない」などと言いました。元気もなく表情も冴えません。また父親の話によると、母親は若い頃から躁うつ病のため、精神科への入院をくり返していたのだそうです。

T子の話と家族の遺伝歴から、仮面うつ病を疑い、外来に通ってもらいながら薬を処方し、カウンセリングも行いました。また、心身のストレスをとることが大切ですので、学校をしばらく休み、自宅でゆっくり休養するように勧めました。

すると、二〜三週間後には、元気が出始め、表情も明るくなり、食欲不振や吐き気、頭痛などの症状も改善し、体重も増加してきました。治療には数ヵ月かかりましたが、その後、学校に通えるようになりました。

このように仮面うつ病は、まず身体症状が現れるため、家族は病気を疑ってしまいます。しかし内科などで検査を行っても異常がない場合には、このケースのように心のなかにうつが潜んでいる場合があるのです。

この初期のサインを見逃すな

ほかのタイプのうつ病と同様、元気がない、勉強などへの意欲がわかない、イライラして怒りっぽくなる、落ち込む、食欲が低下する、あるいは過食がある、眠れないなどのサインが見られます。

ただ、仮面うつ病の場合は、身体症状が前面に出ますから、少しわかりにくくなります。先に述べた全身がだるい、頭痛や吐き気、腹痛、体重減少、月経不順などの症状を周期的にくり返したり、朝方になるとこういった症状を強く示すようなら、まずは内科を受診することになるでしょう。内科的な検査でとくに異常がない場合は、うつが潜んでいる場合があります。

仮面うつ病になりやすい性格的な傾向としては、几帳面でまじめ、凝り性で融通がきかない、完全主義で潔癖症であるなどが挙げられます。いわゆる通常のうつ病になりやすい執着的な性格に多いようです。

「甘えている」――大人の誤解が症状を悪化させる

朝になると体調不良を訴える、またいったんよくなっても、身体症状がくり返し出てくるといった場合は、まず内科を受診して検査をする必要があります。そこで異常がなければ、うつ病が潜んでいる場合があるので、専門医を紹介してもらうことになります。小児うつ病、季節性うつ病が疑われる場合も、同じように専門医を受診してください。

精神科や心療内科はどうしても敷居が高く感じられますが、小児うつ病は、〈ケース8〉を見てもわかるように、早期に治療すれば、数週間ほどで回復するケースが多いものです。先延ばしにすればするほど、治りにくくなります。

児童精神科や心療内科などが近くにない、またはどうしても抵抗があるという場合は、心の相談ができる近くの小児科に行きましょう。そこで、専門医を紹介してもらうこともできるはずです。

もしもうつ病、またはうつ傾向にあると診断されたら、まず親や家族は、うつ病についてしっかり理解をしてください。子どもが家でボーッとしていたり、やる気が起きないのは、怠《なま》けていたり、楽をしようとしているのではなく、病気のために心身に症状が出ているのだということを理解しましょう。

うつ状態になると、気持ちを言葉で伝える力も弱っているため、大人のほうからきっかけを見極め、マイナス要因があれば取り去ってあげることも大切です。

そのうえでゆっくり休ませ、学校は休学にして、プレッシャーを与えることがないようにしてください。元気づけたり励ましたりしないでゆっくり休めば、子どもは短期間で回復することが多いのですが、復学のタイミングは非常に難しいので、専門医と相談しながら焦らずに進めましょう。

学校との連携も大切です。教師にもうつ病であることを理解してもらい、早退や保健室登校になる場合があることについても相談しましょう。いじめや仲間はずれがあった場合も、そのこと自体を問いただすのではなく、病気という面から、環境調整してもらう必要があります。

うつ病は身体の病気と違い、一見明るくふるまって元気に見えることも多いものです。

教師からみれば「甘えている」と勘違いするケースもあります。大人の誤解が、再び症状を悪化させるケースもあるので、学校と家庭全体を通しての共通理解は必須です。

治療方法は、成人の場合とほぼ同様です。抗うつ剤の処方と、カウンセリングによってほとんどがよくなります。薬に抵抗のある人もいるかもしれませんが、子どもに対しては、副作用の少ない薬を使用します。近年、小児・青年期には、選択的セロトニン再取り込み阻害薬（ＳＳＲＩ）であるフルボキサミン、パロキセチンなどが有効であると報告されています。

心因性のうつ病では、薬の服用よりもカウンセリングなどによる心理的なケアや、環境調整、居場所づくりが治療のメインになります。

心因性うつ病の場合、怒りを外に向け、なんでも人のせいにする傾向があります。ですから怒りの矛先が親や家族に向かうことも大いにあるでしょう。それでも、家族は感情的にならず、受容する姿勢を忘れず、まずは子どもの味方になってほしいのです。

親や家族は干渉しすぎず、本人が落ち着ける環境づくりに力を注ぎましょう。普段の生活のなかでは、完璧を求めたり、緊張を強いるようなことはしないでください。本人の心の負荷を取り除き、自信や自尊心を時間をかけて回復させていくことが肝要です。

また、症状がよくなったからといって、いきなり学校に行かせるのは厳禁です。最初はリハビリのつもりで、焦らず徐々に復帰させていきます。

発達障害・機能不全家族からうつになってしまった子どもには

子どものうつの原因は実にさまざまです。私は子どもにうつ症状があるとき、できるだけ多面的多角的に原因を探るようにしています。

子どものうつの原因は、ストレスなど心因性のものが多いのは確かですが、しばしばその背景に発達障害や機能不全家族が見え隠れすることがあります。

そういった場合は、やはりそれぞれに専門的な治療が必要になります。うつの治療と対応はしつつ、発達障害ならその治療もしていきます。

また、うつ状態の場合、多くは家族関係に何らかの問題があります。夫婦関係はどうか、嫁姑関係はどうか、過干渉や過保護、育児拒否、極端な例では虐待はないかといったことも含めて見ていき、家族が機能していない機能不全家族である場合には、家族全体を治療するファミリーセラピー（家族療法）を行うこともあります。目の前のうつ症状の子どもを見ながら、どの程度、発達障害や機能不全家族が絡んでいるのかを見極めることがポイントになってきます。

家族ができる対処法は、子どもをありのまま受け止め、安心できる環境をつくってあげることです。つらいことはできるだけ言語化させてあげるようにします。そしてそのつらい気持ちを受け止めます。

中高生以上であれば、自分で自分を客観視し、考え方のゆがみを洞察させる認知行動療法といったアプローチをすることもあります。

3章

「登校しぶり」があったら疑うべきこと

「登校をしぶる」子どもの共通点

もしも子どもが学校に行きたがらなくなってしまったら、当然、親はショックを受けます。しかし忘れないでほしいのは、親以上に、子ども自身が一番困惑し、焦りを感じ、ショックを受けているということです。

子どもだって本当は学校に行きたいに決まっています。しかしそこに、行けない理由があるのです。それは一言で言えば「学校がストレスの塊だから」でしょう。

登校をしぶる、いわゆる不登校の子どもが増え続けています。

最近の調査では、小中学校合わせて十三万四〇〇〇人にものぼるといわれます。子どもたちは心のなかで、学校に行きたい気持ちとそれに相反する気持ちの間で日々葛藤し、深く悩み、苦しんでいます。登校拒否が長期化すると、この葛藤は激しさを増し、イライラして家族に当たったり、うつ状態になったりといったこともあります。

岐阜大学医学部若林慎一郎名誉教授（当時）によれば、不登校の子どもたちの多くには、次のような行動が見られるといいます。

①朝の登校時刻の前後に頭痛・腹痛などの身体症状が出たり、精神的に不安定になる
②一日のなかで気分や行動に変動がある。たとえば朝は心身ともに不安定だったのに、夕方から夜にかけては普段どおりの元気な状態に戻ることが多い
③学校の授業の時間帯には外に出ないなど、学校の状況に対して敏感になる
④欠席が長期に及ぶと、テレビ・ゲーム・インターネットなどにのめり込み、昼夜逆転の不規則な生活が続く

福島学院大学・メンタルヘルスセンターの調査では、不登校児で欠席・引きこもり期間が長ければ長いほど回復にも時間がかかり、発症後六ヵ月以内の早期に専門機関を受診しなかった場合も、同様の結果になりました。

このことは、ほかの多くの不登校の予後調査研究でも明らかにされています。つまり、不登校を長期化させないためには、おおよそ六ヵ月以内に適切に対応することが重要なのです。

大人が気づいていない、子どもの四つの悩み

不登校児はどうして学校に行けなくなるのでしょうか。

不登校の原因は次の四つの大きな要因に分かれ、それぞれが複雑に絡み合っています。

①子ども自身の要因

不登校児は一般に社会性がやや未熟なため、対人関係のトラブルにおいてもうまく自分を主張できず、ストレスをためてしまう傾向があります。また、発達障害（発達アンバランス症候群）がある子どもの場合、もともと対人関係が未熟で、ストレスに弱い傾向があるため、いじめにあったりクラスのなかで孤立したりして、結果的に不登校になりやすいといえます。

②家庭環境要因

不登校児の母親は一般的に不安が強く心配性です。さらに過干渉的、支配的なケースが多く、子どもの自主性の芽を摘み取ってしまいます。一方、父親は仕事などで不在がちで、

子どもとの心のふれあいはほとんどありません。そして母親の多くは、家庭内で心理的に孤立しており、心の余裕がないため、子どもに十分な安心感を与えることができないでいます。

③学校でのストレス要因

いじめ、仲間はずれ（無視）などが挙げられます。担任教師の指導力の不足から、適切に対応できないこともあります。教師も多忙で、一人ひとりの心のケアが十分にできないといった現実もあります。

④社会病理要因

核家族の増加で地域との交流も乏しい、共働き家庭の増加、少子化などといった社会的な要因があります。地域で子どもを見守ったり、家庭で一家団欒の時間を持つといったことも難しくなってきています。

東京都北区にある不登校児のためのフリースクール（私塾）「東京シューレ」に通って

いる二六五人の子どもを対象にアンケートを行いました。「あなたはどうして学校に行けなくなりましたか」という質問に対して、「子ども同士の関係（四〇・三％）」「学校の雰囲気（三八・八％）」「いじめ（三二％）」「勉強（二七・九％）」「先生（二五・六％）」などの理由が挙がりました。

その内容を詳しく見てみると、「子ども同士の関係」では「自分の考えがまわりの人ととても違う感じがした」「友達になじめなかった」「友達を信じられなくなった」などが多く、「学校の雰囲気」では、「息苦しい所・堅苦しい所・冷たい所・不気味な所・恐ろしい所」などの回答が多く挙げられました。

これらは子どもたちの切実な生の声のほんの一部ですが、不登校になってしまった子どもたちは、言葉で表現しなくても、とても悩み苦しんでいることがわかる内容だと思います。

不登校にはさまざまなタイプがあります。主なものには「いじめ」「対人不安」「分離不安」「家庭内暴力」「心身症」などを伴う不登校が挙げられ、心の病気を伴うものがほとんどです。

発達障害の子どもに不登校のリスクが大きい理由

　このように不登校の原因はさまざまですが、そのなかでもとくに、不登校の原因として見過ごされがちな発達障害についてお話ししたいと思います。親から見ると、不登校の原因として一番わかりにくいものだからです。

　私の外来に親が小学校高学年のお子さんを連れてくるのは、ほとんどが「不登校」がきっかけです。子どもがうつ状態であったり、キレる、暴力をふるう、といったことですぐに外来に連れてくる親は少ないのです。それほど「不登校」は、親にとっては一大事ということなのでしょう。

　不登校の直接的な原因には、いじめや対人不安、親と離れるのが不安な分離不安、心身症などがあります。そして、それらの背後に発達障害が隠れていることが少なくないのです。

　私の臨床経験では、これまで外来で治療した不登校児一八〇名のうち、およそ一二〇名（六七％）がＡＤＨＤ、学習障害、アスペルガー症候群などの軽度の発達障害児でした。しかも彼らのほとんどは親や教師が発達障害の存在に気づいていませんでした。

発達障害の子どもは、対人関係が未熟でトラブルが多いなどの理由で、学校内で孤立しがちです。そしてもともとストレス耐性が低いために、感情が不安定になりやすく、何かトラブルがあると必要以上に不安や緊張が高まってしまいます。

また、抱えているストレスや葛藤を上手に言語化することができないため、身体症状として現れやすいのも発達障害児です。そのため朝になると頭が痛い、お腹が痛いといって登校をしぶるようになるのです。

この段階では親や教師は発達障害に気づかずに、励ましたり叱ったりしながら学校に行かせようとします。しかし自分に対する劣等感が強く、疎外感の塊になっている子どもは、ますます心を閉ざし、やがて無気力になっていき、登校をしぶるようになります。なかには家庭内暴力を伴う場合もあります。

しかし親からみれば、発達障害など想像もつかないために、原因がわからず困りきって初めて、外来を訪れることになります。不登校はもちろん、そこから端を発してうつや非行、家庭内暴力などになるケースの背景には、発達障害が潜んでいることも多いのです。

I いじめ

いじめによる不登校の特徴は

いじめや対人関係のトラブルによる不登校は、もっとも多い原因です。ある精神科医の報告によると、不登校児の六九%がいじめをきっかけに不登校になっていました。しかし前述のように不登校児のなかには元来の発達障害などの理由で、ストレス耐性(ストレスへの抵抗力)が低いので、このいじめが本当の原因なのか、それともきっかけの一つにすぎないのかの判定は難しいところです。

いじめとは、他の子どもが心理的・精神的・身体的に相手を傷つけ、辱《はずかし》めたり、無視したりする行為です。いじめは単なる子ども同士の喧嘩ではなく、いじめっ子やいじめられっ子ともに、複雑な家庭環境や学校環境の被害者であり、広い意味での「心の病」といえます。

米国などと比較した日本のいじめの特徴を挙げておきましょう。

・大勢で特定の少数の子どもをいじめる
・いじめの歯止めがなく、長期間に及ぶ
・いじめることが気晴らしやストレス発散になっている
・冷酷で陰湿な方法でいじめる
・いま、自分は弱い者をいじめているという意識がない
・ほかの生徒は自分が被害者になることを恐れ、加害者の仲間に加わるか、傍観している
・いじめられっ子はいじめの事実を親や教師に打ち明けない

いじめの対象となる子どもは、一般に内向的・消極的で、神経質で傷つきやすく、ストレスに弱いものです。いじめが続くとストレスに耐えられなくなり、不登校・心身症・うつ、ひいては自殺などを招いてしまいます。いじめが主な原因で不登校になるのは、純粋な適応障害による不登校なのです。

またいじめっ子のほうの家庭環境にも問題があることが多く、学校環境においてもストレスをためているケースが少なくないようです。このため、家庭・学校でのストレスや欲求不満を、弱い者をいじめることで発散しています。つまり、いじめっ子の子どもも、病

める家庭・学校環境の被害者であるといえるでしょう。

発達障害児の場合、いじめられっ子になりやすいことは想像がつくと思いますが、実はいじめっ子にもなりやすいのも特徴です。とくにADHDのジャイアン型の子どもは衝動のコントロールが苦手なために、いじめっ子になりやすく、やがて非行に走ったりするのもこのタイプです。

また、いじめられて不登校になりやすいのはのび太型です。のび太型はキレやすいタイプではないので落ち着いて見えますが、ボーッとしていて授業中も自分の世界に入って、人の話を聞かなかったり、整理整頓や片づけができなかったりするために、いじめられっ子になりやすいのです。

いじめっ子いじめられっ子いずれも、不適切な養育環境や学校環境が続けば、やがて不登校になってしまうことがあります。

ケース9　おまえなんかいなくなっちゃえ！

中学二年生のD子さんがいじめを受けるようになったのは、掃除をさぼってプロレスごっこをしている男子生徒たちを注意したことがきっかけでした。

先生の指名で学級委員になったD子さんは、期待を裏切ってはならないと肩に力が入っていたのです。それが、男子生徒たちには生意気に映ったようです。

「ちょっと先生に気に入られているからっていい気になるなよ」――最初はこんな言葉を言われる程度でしたが、徐々にいじめはエスカレートしました。気づいたときには男子生徒全体から「デブ、ブス、おまえがいると教室が暗くなる」といった言葉が飛んでくるようになりました。掃除のとき机を触っただけで、「俺の机に触わるな！　汚い」と突き飛ばされました。

親が担任の教師に相談して、先生が男子生徒に厳しく注意をしてくれましたが、それが裏目に出て、今度は「チクリ魔」と呼ばれ、「おまえなんか学校に来る資格がない。いなくなっちゃえ」とまで言われてしまったのです。

その頃からD子さんは、校門をくぐるだけで息苦しく、クラスでは顔を上げることもできなくなりました。夜は眠れず朝は起きられず、頭痛や倦怠感《けんたいかん》を訴え、学校を休みがちに。母親が理由を聞いても言いません。スクールカウンセラーにカウンセリングを依頼しても改善せず、専門医を受診したところ、不登校を伴ううつ状態と診断。カウンセリングと抗うつ剤などで治療し、二ヵ月休学したのち、保健室への登校が徐々にできるようになりました。

D子さんのようにちょっとしたことがきっかけでいじめは始まります。徐々にエスカレートして、いじめる側の感覚がまひし、残酷な言葉の暴力が続いてしまったケースです。

この初期のサインを見逃すな

いじめを受けている子どものほとんどが、家庭ではいじめられていることを言わず、黙っています。なかにはいじめられていることを感じさせないようにふるまおうとする子どももいます。しかし、本当はさまざまなサインを発しているはずです。その例を紹介しましょう。

□口数が少なくなり、投げやりな態度を示す
□家で学校生活についての話を避けるようになる、または不満を述べる
□いつもおびえていて落ち着かない様子が目立つ
□生気が乏しくなり、学校生活全般に消極的になる

□理由がはっきりしない欠席が増える……など

具体的に言えば、「それまでは学校であったことを楽しそうに話していたのに、ここのところ話さなくなった」「一生懸命取り組んでいた部活を休みがちになり、やる気がなくなってきた」「お腹が痛い、何となくだるいなどの理由で学校を休みたがる」といったことがあったら、まずは子どもの身のまわりを注意深く観察することです。

そのうえで子どもが何も話さないようなら、学校での様子を担任の教師にたずねてみたほうがいいでしょう。

親や家族が絶対にしてはいけない対応

まず最初に大切なのは、子どもが学校を休むと言い出したとき、叱らないで話を聞いてあげるということです。子どものほうからどんなことで困っているかを言葉にするだけでも、子どもの気持ちは落ち着きます。

しかし、何も言えなかったり、うまく言葉に出せないことのほうが多いものです。そういったときは無理に聞き出そうとせず、話せるところまでを聞き、受け入れてあげてください。学校に行くように一方的に促すよりも、子どもの不安や悩みをじっくり聞いてあげることが優先されます。

そして何があっても子どもを支持するといった態度でいることが大切です。子どもが「(親は)最後まで自分を守ってくれる」という安心感を持てるようにしてあげること。これは教師にも共通していえることです。

学校でのいじめが原因だとわかったら、教師はまず十分に子どもの言い分を聞く姿勢を持つことです。問題の解決には、教師が強力なリーダーシップを持って対応しなければなりません。子ども自身や親に自主的な解決を求めても、問題をこじらせるだけです。

親や家族は、しばしば適切な対応をしてくれない教師に怒りの矛先を向けたり、反目し合ったりすることがあります。しかしそれでは一向に問題は解決しません。親と教師が連携しながら、子どもを支えてあげるようにすることが大切です。

子どもたちの不安や恐怖でもっとも大きい「対人不安」

不登校はさぼりでも精神病でもなく、広い意味での心の病です。心のなかでは学校に行きたい気持ちがあっても、さまざまな不安や恐怖から登校することができなかったり、登校をしぶったりします。

このような不安や恐怖のうち、もっとも大きいものは「対人不安」です。たとえば「学校に行ってみんなから変な目で見られたらどうしよう。いろいろ聞かれたら、笑われたら、いじめられたら、軽蔑されたらどうしよう」などと考えてしまうのです。

つまり、学校でみんなと楽しく仲よく過ごしたいと思う一方で、人間関係が深まりそうになると、嫌われたらどうしよう、といった不安を抱いてしまい、心のなかで絶えず葛藤しているのが「対人不安」による不登校なのです。

一般に不登校児は友人が少なく、その関係も依存的、消極的でリーダーシップを発揮することはありません。しかしその半面、他人から自分がどのように見られているかを常に気にしているところがあります。自分の性格や能力、外見などに自信がなく、劣等感を抱いていることもあります。

対人不安は、とくに同級生との二、三人以上の多人数の場面で強く現れるのが特徴です。両親や親しい友達、そして赤の他人に対しては人数が多くても対人不安はありません。しかしそれほど親しくない「中間層」の人たち、つまり同級生たちの集団のなかに入ることができないのです。教室に入ろうとするとさまざまな不安が頭のなかを巡り、身体がこわばってしまいます。

対人不安とは社会不安障害とも呼ばれ、恐怖を感じているものが主に人間関係にまつわるもの、社会的状況に関連するものを指し、かつては対人恐怖、恐怖神経症などと呼ばれていました。

彼らは家族や親しい人とは話ができるので、「人が恐い」というわけではないのです。ただ、人に嫌われたら、笑われたらどうしよう、軽蔑されたらどうしようといった不安を常に抱いています。つまり、「人からの評価に対して非常に敏感になっている」といえます。

このような対人不安を抱いてしまうのは、一つには生来の性格・素質もありますが、それ以上に大きいのは、幼児期から同年代の子どもとの遊び体験が少なく、いわゆる「ギャング・エイジ（小学校高学年くらいの男の子が徒党を組み、閉鎖性の高い遊びをすること。成長の過程で必要な発達の段階の一つ）」を経験していないことが挙げられます。

また、発達障害児もこのような対人不安に陥りやすくなります。発達障害児はもともと社会性が未熟で、対人関係が苦手なため、人に接するときに不安を抱きやすいものです。また日常生活においても失敗が多いために劣等感を抱いているケースが多く、そこから不登校になってしまう場合もあります。

ケース10 部活や休み時間に孤立してしまう

高校二年生のE君は内向的な性格でしたが、成績は優秀で、親や教師からは期待されていました。しかし中学三年の頃から自分の性格に劣等意識を持ち始め、「自分は人づき合いが下手だ。普通に人と接することができない。変に人に気を使いすぎて、自然な言葉のやりとりができない。人と話すときも、なるべく視線を合わせるようにしているけれど、苦しくて目をそらしてしまう」と、対人関係の悩みを訴えるようになりました。

なかでも学校の部活や休み時間などが苦手だったので、やがて孤立するようになりました。一対一ならいいのですが、部活や休み時間のように多人数と関わることが苦手だったようです。そのうちE君は「自分はもう生きている価値がない。つまらない人間だ」と思い込むようになりました。

気分が落ち込んで、気力もなくなり、夜は眠れず朝は起きられず、やがて学校を遅刻したり、欠席することが増えてきました。また、この頃から手を何回も洗ったり、階段を何回も上《のぼ》り下《お》りするなど、同じことを何度もしないと気がすまないようになりました。

母親に連れられてクリニックに来たE君。ひたすら彼を受け入れ、支持する態度でカウンセリングを行い、「自分の性格や能力に自信を持つこと」「無理せず、焦らず、一つずつ自分のできることから始めること」「完全主義でまじめすぎるので、のんびりマイペースでやること」などをアドバイスしました。抗不安薬なども処方して治療した結果、徐々に自信を持ち始め、学校に行けるようになりました。

対人不安から不登校になってしまう典型例です。対人不安は、本人の話をよく聞いて受容し、少しずつ自分の性格や能力に自信が持てるようになれば、改善していくことがほとんどです。

この初期のサインを見逃すな

対人不安を持っている子どもは、性格的にはもともと不安や緊張が強いことや、自己評価が低い、他人の言葉を気にしやすい、まわりの評価に対して敏感であるなどの傾向があります。また人との交流を嫌がる、人前での自己表現や対人接触を避けたがるなどのサインが見られます。

学校（外）で対人関係に対して劣等感を持っていて自己主張ができないでいる分、逆に家庭では激しい暴言・暴力を示したり、不機嫌になったり、イライラして親や兄弟に当たったりといったこともあります。

なかには子ども返り（退行）をする子、自室に引きこもって出てこない子もいます。朝になると頭痛や腹痛などの身体症状を訴えることもありますが、すべて根っこの部分は同じ、自分の心のなかの不安や葛藤を表現できないために起こっているものであり、単なる人見知りや、内向性が強いこととは全く異なります。そして子ども自身は、このメカニズムに気づいていません。

親が「うちの子は内気だから」といって片づけてしまうと、心の病を見過ごすことになりかねません。

子どもにこのような症状が現れたら、冷静になってその理由を探ることが求められます。子どもたちは心のストレスを身体症状や行動で示していることが多く、いま挙げたような症状はそのサインであることが多いのです。

親や家族がかけてはいけない言葉

親は、子どもが前項に挙げたような行動や身体症状を示すと、どうしてもそのこと自体に目を奪われてしまいます。その行動や身体症状が、子どもの不安な気持ちを代弁しているシグナルかもしれないにもかかわらず、カッとなって叱ってしまったり、あるいは怠け・さぼりではないかと疑って、無理に登校させようと必死になってしまうこともあるようです。

子ども返りしてしまった子どもに向かって「お兄ちゃんでしょ、しっかりしなさい！」と言ったり、元気がない子に「元気出して、頑張れ！」と言っても意味がないどころか、逆効果になってしまいます。

親や家族はまず頭を冷静にし、その子の身になって考えてあげることが大切です。なぜ朝になると頭が痛い、だるいなどと言うのか、なぜ不機嫌になって当たってくるのか――だからといって「どうしてそうなるの？」などと理由を問いただしたところで、子どもはうまく言葉で表現できないため、多くは黙ってしまいます。

ひとまず子どものいまの状態を受け入れたうえで、教師や養護教諭に学校の様子を聞いてみたり、親しい友達に聞いてみたりして、情報を集めましょう。

間違った対応をして不登校が長期化すれば、子どもの劣等感は増幅し、うつ、引きこもりといった生活を送ることがあります。

また、ケースによっては、人前で話をすると、動悸《どうき》がして言葉がスムーズに出ない、声が震えたりかすれたりする、手が震えてしまう、顔が赤くなるなどして、そういった場面を避けるために学校に適応できなくなってしまう本格的な「対人恐怖症」に発展することもあります。

Ⅲ　分離不安

「分離不安」型不登校の特徴は

毎年四月になると、幼稚園や保育園に初めて行った子どもが、激しく泣き叫ぶ様子がよく見られますが、通常は数日もすると泣き止み、楽しく遊び始めるものです。しかしなかには、いつまでたっても泣き止まない子がいます。「お母さんと引き離されて、大勢のなかで一人ぼっちになったらどうしよう?」と不安になるのです。

幼い子どもが母親から引き離されると不安に思うのは当然です。ただ、これも程度の問題で、あまりにも不安が強い場合、分離不安型の不登校と判断しなければなりません。

愛着を持っている人物から離れることに強い不安を感じるために起こる不登校で、幼稚園や小学生の不登校児に多いようです。

また現在中高生であっても、幼稚園・小学校の頃から不登校であった子どもに、このタイプが多いのが特徴です。

分離不安でも、身体症状を示すことがあります。朝になるとお腹が痛いと訴えたり、不機嫌になったりします。しかし、午後になるとケロッとして友達と遊ぶこともできます。夕方には明日の準備をして「明日は行ける」と宣言したりもするのですが、翌朝になるとまた、登校を嫌がるのです。

分離不安型不登校の子どもたちは「朝方、学校に行く時間」になると症状が出るのが特徴で、登校時間を過ぎると、同級生や近所の子と遊べます。

学校に行けない理由としてよくあるのは、教師が怖いから、給食が食べられない・体育ができないなど具体的な事物への抵抗、同級生のいじめが怖いからなどがありますが、それは表面的な理由にすぎません。本当の根っこの部分にある理由は、母親から離れることができないという分離不安にあるのです。

母親が甘やかしすぎたからではないかと思われがちですが、原因はその反対で、多くの場合、幼児期（一～六歳）に母子関係で十分な安心感を得られず、また十分に甘えられなかったことが挙げられます。

子どもが抱っこしてほしいときに抱っこしてあげる、話を聞いてほしいときによく聞いてあげる――このような安心感と信頼関係の積み重ねが大切な時期にそれが満たされないと、学童期以降にも依存欲求を引きずることになり、分離不安が生じることがあります。

ケース11 家ではまるで赤ちゃんに戻ってしまうK子

K子は小学二年生です。「学校に行かない」という理由で両親に連れて来られました。二学期になって間もなく、朝方腹痛や吐き気を訴えて学校を休むようになったといいます。K子に理由をたずねると、「友達にデブと言われた」「プールに顔を押し付けられた」などと言います。しかし、親が教師に相談すると、いじめとは言えない程度だそうです。

初めは親が無理に学校に連れて行きましたが、友達と遊べず、教室で泣いてばかりいて途中で帰ってきてしまいます。家でのK子はまるで赤ちゃんに戻ったように母親にべったりの生活。台所やトイレにまでついてきて、夜も一緒に寝たがります。

このような状態を「子ども返り（退行現象）」といいます。診察すると、とくに精神科的な病気は認められず、優しくて賢そうな女の子です。しかし少しおどおどして神経質そうで、母親の顔色をいちいちうかがいながら話をします。

私はK子を母親からの「心理的乳離れ」ができていないための不登校と診断しました。母親はK子に対して、過保護・過干渉的でしたので、K子の自主性や自立心を育てるように指導しました。

また、この問題のキーパーソンは教師とクラスの友達と判断し、教師にも協力を依頼。この教師は非常に熱心に協力してくれ、K子と交換日記をしたり、一緒に遊んでくれたりと努めてくれました。

その結果、二ヵ月後には少しずつ学校に行けるようになりました。二年以上かかりましたが、四年生になってからは、休むことなく毎日学校に通っています。


友達からの軽いいじめがきっかけで不登校になったケースですが、原因はいじめではなく、母親との分離不安にあったというケースです。

不登校にいたるいきさつを親に聞くと、多くが教師の叱責、給食の無理強い、学校でのトラブルなどが原因で不登校になったといいます。しかし、それらは不登校の原因ではなく、あくまでもきっかけにすぎません。根本には機能不全家族、つまり母子（親子）関係や、母子関係の裏にある夫婦関係、嫁姑問題、家族全員の問題、母親自身の不安な気持ちなど、複雑な事情があります。

また、その背景に発達障害が見え隠れするケースも少なくありません。もともと不安や緊張が強い発達障害児は、母親と離れ、集団のなかに入っていくこと自体が強いストレスになります。しかし、親自身がそれに気づいておらず、子どものことは学校の問題、と考えてしまうことが多いようです。

この初期のサインを見逃すな

まず「朝方」にさまざまな症状を訴えてきます。朝起きたときに不機嫌になる、「お腹が痛い、頭が痛い」などと訴えるようになるのが初期症状です。

身体症状を訴えたら、まずは小児科などで内科的な診断を受けることになるでしょう。そして検査をしても内科的な病気が見当たらない場合は、不登校のサインであると考えられます。

さらにいえば、身体症状を示すより以前の、もっとも初期のサインがあります。それは小さい頃からあまりにも「いい子」「手のかからない子」「おとなしい子」だった場合です。

もちろん、すべてのケースが当てはまるわけではありませんが、不登校になる子どもというのは、人の気持ちをよく読み、神経過敏でナイーブなことが多いため、母親の顔色をうかがったり、母親の精神状態を幼い頃から読み取っています。

たとえば夫婦喧嘩が絶えない家庭や、嫁姑間のあつれきなどから母親が不安やうつ状態にあるのを子どもが見ていたり、母親が家庭で孤立して落ち込んでいたり、暗い顔を見せていたりすると、子どもは親に甘えなくなり、迷惑をかけないようにと〝お利口さん〟になってしまいます。精神分析学的に言えば、「母親に甘えたい気持ち＝依存欲求」を抑えてしまうのです。

「うちの子は小さいときから甘えなかった」「おとなしくて、育てやすいいい子だった」と親は言いますが、その子が小学生・中学生になったとき、ちょっとしたきっかけで不登校になってしまうことがあります。

親や家族がやってしまいがちな失敗

子どもが朝登校を嫌がった場合、母親は決して子どもを叱ったりせず、優しく、子どもに安心感を持たせるように接することが大切です。

まだ症状が軽いうちは、母親が十分に甘えさせ、安心感を得られれば、症状が改善するケースもあります。

小学生の場合、一回休ませると休み癖がついてしまい、学校に行きづらくなるので、たとえ遅刻しても、または放課後であっても、短時間でいいので母親が付き添って、学校内で過ごす時間を持つようにします。そして少しでも登校できたらほめることが大切です。

しかし、なかには母親が学校へ連れて行こうとして焦ってしまい、子どもにこんな言い方をしてしまう場合があります。

「今日は学校に行くのよ、いい？ 大丈夫？ 行けるよね？」

――これでは逆効果です。安心感を与えるべき母親の不安や緊張が、子どもに伝わってしまいます。母親は落ち着いて、「学校へ行ってみようか。今日は三十分でいいからね」「保健室まで一緒に行ってみようか」などと優しい表情と言葉かけで誘ってみましょう。

保健室に親しい友達に来てもらったりして、子どもが安心できる環境をつくることもポイントです。そして子どもの様子や表情を観察しながら、母親が少しずつ離れるようにします。

親しい友達のほか、教師の協力も不可欠です。子どもの目線まで下がって話を聞き、代理母親のような包容力で接してくれる教師なら、子どもの改善は早まるものです。不登校になってしまった子どもにとって、信じられる友人や大好きな教師など、親密な関係の人が学校に誰か一人でもいれば安心できるのです。

分離不安の背景には家庭環境、とくに母親の不安が潜んでいることが多いものです。母親がイライラしていたり、夫婦関係や嫁姑関係に問題があったりして、家庭内で孤立していると、心に余裕がなくなります。子どもはその母親の不安を感じ取って分離不安が生じてきます。母親を孤立させないようにするキーパーソンは父親です。

診察ではよく、医師やカウンセラーが母親にこんなことを聞きます。「C男くんが小さい頃の母子関係はどうでしたか？」。するとたいていの母親は「普通です」「手のかからないいい子でした」などと答えます。夫婦関係、嫁姑関係、何を聞いても「とくに問題ありません、普通です」と返ってくるのです。

そこで、もう少し突っ込んで、こう聞きます。

「どうですか、C男くんが小さい頃、気持ちにゆとりや安心感を持って子育てしていましたか？　C男くんが甘えたいときに三十分でもいいから甘えさせてあげたり、話したいときにはゆっくり話を聞いてあげましたか？　お母さんがイライラしたり、落ち込んだりしていませんでしたか？　C男くんを突っぱねたりしませんでしたか？」

——すると「実は……」と正直な家庭環境が語られ始めるのです。

幼児期から小学校低学年にかけて、親から受ける愛のエネルギーは一生涯生きるうえでのエネルギーになるといわれています。逆に、その時期に親からかまってもらえなかったり、十分な愛情を受けていないと、生きるために必要なエネルギーが足りなくなってしまうのです。

とくに母親は、正直に「自分は子どもに安心感を与えているだろうか」と自分自身に問いかけてみる必要があります。そして、もしも愛情が足りなかったと思ったら、思いきり子どもを抱きしめてあげることです。子どもが何歳になっても遅すぎることはありません。どんなに手のかからないいい子でも、おとなしい子でも、満足するまで甘えさせてあげてほしいのです。

Ⅳ 家庭内暴力

外ではおとなしい「家庭内暴力」児

不登校の子どもは日々、学校に行きたいのに行けないといった不安や葛藤に悩み、苦しんでいます。不登校が長引くにつれて、この葛藤がより激しくなり、人や物に対してその「怒り」をぶつけて暴れるようになります。

ただ、不登校児は一般に外ではおとなしく、暴力をふるうことはまずありません。しかし家庭内では、親や兄弟に暴力をふるったり、物に当たったりすることがあります。これが「家庭内暴力」です。

家庭内暴力は十二〜十八歳くらいの思春期の男児に多いものです。彼らの多くは、幼児期からいい子で、親の言うことを聞き、おとなしく素直で、「手のかからない子だった」といわれています。幼児期に見られる、第一反抗期もあまり見られないようです。

真面目で几帳面な彼らは、親からの期待が高く、小学校高学年から中学生くらいまでは優等生だったりします。完全主義で融通がきかないタイプが多いうえ、プライドが高いのですが、何か一度挫折をするととても傷つきやすいのです。

家庭内暴力を伴う不登校の家庭は、母親が心配性で、子どもについ口出ししてしまう過干渉気味のケースが多く、また父親は不在がちだったり、家にいたとしても影が薄い存在であるにもかかわらず、子どもに対しては厳しく、信頼関係を築けていません。つまり、子どもから見て父親が「大人としての男性モデル」になっていないのです。得てして夫婦仲もあまりよくないようです。家庭内で孤立しがちな母親は、必然的に子どもと心理的に密着してしまいます。

このような子どもが思春期に、たとえば受験の失敗、成績の低下、いじめ、仲間はずれ、教師からの叱責といったような何らかの挫折に直面すると、そのストレスに耐え切れずに自宅に引きこもるようになり、やがて不登校を伴う家庭内暴力に走ることがあります。

家庭内暴力は精神疾患ではありませんが、その背後に心理的要因があり、広い意味で心の病といえるでしょう。

また、家庭内暴力の背景にも発達障害があるケースが見られます。発達障害児はもともとストレス耐性が低く、感情が不安定で、衝動をコントロールしにくい傾向があります。

暴力にいたるまでにはさまざまなサインが出されていたはずです。しかし、親や教師は発達障害と気づかずに見過ごしてきてしまったのでしょう。ストレスや葛藤を言語化しにくい彼らは、不安な気持ちを暴力で訴えます。

ケース12 アルコール依存症の父から逃れた末……

F君はもともと内気で神経質な性格で友人も少なく、小学生の頃からよくいじめられていました。会社勤めの父親もF君と性格が似ていましたが、外面《そとづら》がいいため会社でたまったストレスをお酒でまぎらわし、アルコール依存症になってしまいました。毎晩のようにお酒を飲んでは母親や子どもに当たり散らし、暴力をふるうのです。母親は父親の前では何も言えず、父親がいないときに泣きながらよく愚痴をこぼしていたそうです。

F君と妹はそんな父親を怖がり、「顔を見るのも嫌だ」と訴えたため、とうとう母親は子どもを連れて実家に帰り、学校も転校させました。

F君がとくに理由もなく中学校を休み、家に引きこもりがちになったのはこの頃からです。母親が心配して、登校するように強く促しましたが、朝起きようとせず、やがて昼夜逆転の生活をするようになりました。またF君は母親に子どもっぽく甘えたりする一方で、学校の話をすると不機嫌になって激しい暴力をふるいました。

父親は家族との関係を修復するためにときどき会いに来ましたが、F君は怖がって会おうとしません。私の病院を訪れた頃は、学校を三ヵ月以上休み、絶望的になって「こんな自分は生きている価値がない。死にたい」ともらしていました。

私はF君に学校へのこだわりはなくして、しばらく休学するように勧め、F君の悩みをひたすら聞いて信頼関係を築くように努めました。また母親にもカウンセリングを行って精神的な安定を図るとともに、父親にも一度来院してもらうようにお願いしました。

父親にはF君の心の病のメカニズムについてわかりやすく説明し、アルコールと暴力を控え、夫婦関係の改善に努め、子どもとの信頼関係を取り戻すようにお願いしました。

最初はしぶしぶ来院した父親でしたが、だんだんF君に温かく接することができるようになり、ドライブに行くなどしてコミュニケーションを持つように努力してくれました。

その結果、夫婦関係もよくなり、家族四人で一緒に暮らし始め、F君と母親の精神状態も安定し、F君は転校した学校に通い始めるようになりました。

この初期のサインを見逃すな

学校に通いながら家庭内暴力をはたらく、というケースはまずありません。ほとんどのケースは、不登校を伴います。しかも長期欠席が続いて、自分の部屋に引きこもるようになってから問題が発生することが多いものです。

まず家族との会話がなくなってきます。そして食事も家族と一緒にはとりたがりません。また、背景に発達障害があるケースも。たとえばADHDを持つ不登校児の場合、自分の思いどおりにならない状況になると、パニックを起こして暴力をふるうことがあります。

また、子ども（とくに男児）から見て父親が不在がちで、子どもの男性モデルになっておらず、夫婦関係もよくないなど、家族が機能していないケースでの不登校でも、不安や葛藤を言葉にしない代わりに暴力となって出てくることがあります。

子どもの不安の現れ方はそれぞれです。頭が痛い、お腹が痛いなどの身体症状として表現する子もいれば、暴言・暴力として表現する子もいます。

子どもが不安を抱えて悩んでいるときに、学校に行くのを強く促したり、干渉しすぎると状況は悪化します。

親や家族の上手な距離の取り方

家庭内暴力をはたらく子どもは、まるで幼児が親の関心を引こうとしていたずらしたり、駄々をこねたりするのと同じように、「暴力」という行動をとって、母親の愛情を独占したい、母親を支配したいと思っています。

自分に対する劣等感が強いのですが、「自分がこうなったのは親のせいだ」という被害者意識があり、親に依存しているのです。

しかし本当は心のなかで不安と闘っており、それを言葉でうまく表現できないでいるだけなのだと、まず理解してあげてください。

とはいえ暴力が激しい場合は、物理的な距離をおくことが必要です。それには普段から「あなたに暴力をふるわれるとお母さんはとても具合が悪くなるから、暴力をふるうようなときは、しばらく別の場所にいるね」と告知しておくのです。距離をおくことで親も子どもも冷静になります。

何か伝えたいことがあるときは、メモや手紙で伝えてあげると子どもは安心感を持ちます。

子どもは暴力をふるってはいても、親にかまってもらえなくなることを恐れています。これを〝見捨てられ不安〟といいますが、すでに言葉によるコミュニケーションが不能になっているにもかかわらず、関わらなくなることを恐れます。たとえば母親がどこかへ出かけるときでも、「○○に行って来ます。夕方には戻ります」といったようなメモを残しておくのです。また、些細なことでも相談して、意見を求めるのもいいでしょう。

親や兄弟、親しい友人がいくら言っても聞かないことでも、多少距離感のある信頼できる第三者の言うことは聞く場合があります。縦・横のつながりではない、いわゆる「斜めの関係」の人間です。たとえば親戚のおじさんや知人などにゆっくり話を聞いてもらう機会があれば、少しずつ心を開き、心のうちを話し始めるものです。

いずれにせよ、無理に登校を促すことは逆効果です。教師が自宅を訪問したりすると、かえって刺激を与えてしまいます。教師が元気づけるつもりで言った「待ってるからな!」の一言が子どもたちを追い詰めてしまうこともあるのです。

とにかく、必ず元のような元気な状態に戻れると信じて、黙って見ていてあげるしかありません。親にとってはしばらく辛抱のときが続きますが、子どもを見守り、信じて待つ――これが大切です。

V 心身症

朝、登校前に現れやすい「心身症」の特徴と種類

最近はとくに、心の症状ではなく、身体の症状で訴えてくる子どもが増えています。朝起きて「熱っぽい」「だるい」「頭が痛い」「気持ちが悪い」などと訴えるのです。

大人はそこですぐ、「学校をサボりたいための仮病なのではないか」と決めつけてしまいがちですが、その身体症状の背景には、何らかの心理的な要因が潜んでいることが多いものです。これを「心身症」と呼んでいます。日本心身医学会は「心身症」を次のように定義しています。

「身体疾患のうち、その発症と経過に心理社会的因子が密接に関与し、器質的ないし機能的障害の認められる病態を呈するもの。ただし、神経症（不安障害）、うつ病などの精神障害に伴う身体症状は除外される」

要するに、特定の疾患がないにもかかわらず、何らかの身体症状を示していて、治療す

るには心理社会的な要因を取り除く必要がある場合、心身症ととらえられるのです。大人だって、ストレスから身体の具合が悪くなることがあるでしょう。胃が痛くなったり、お腹が痛くなったり、アレルギー症状が出たり——これらも心身症の一つなのです。

心身症の症状は実にさまざまで、種類もたくさんあります。小児科領域のもので代表的なものを一部挙げましょう。

・**「心因性発熱」**

心理的な要因によって三七～三八度以上の発熱をくり返します。通常、子どもは発熱が続くと全身がだるくなったり、食欲不振になったりしますが、心因性発熱の場合、高熱が続いても全身状態が悪くならないのが特徴です。朝、学校に行くのがつらいと思うと、なかには三九度、四十度もの熱が出る子もいます。

・**「心因性嘔吐症」**

何らかの心理的要因によって嘔吐が起こるものです。あるときから急に嘔吐が始まり、その後、週に一回から数回、一日一回から十数回にも及ぶ嘔吐の発作をくり返すこともあります。小学生以後に多く、一、二年から数年以上にわたって続きます。気づかないうちにストレスがたまっていることが多いようで、朝方や試験前などによく起こり、不登校の子どもにもよく見られる症状です。

・**「心因性頭痛」**

同様に、何らかの心理的な要因によって起こる頭痛です。片側または両面の頭部が発作的にズキズキ痛み、発作中に吐き気を伴うことがある片頭痛と、後頭部から頭頂部にかけて締め付けられるような、重いものをかぶったような圧迫感が続く緊張型頭痛などがあります。

片頭痛は完全主義で頑固、融通がきかなくて競争心が強いタイプに多く、緊張型頭痛のほうは神経質で敏感、人一倍緊張しやすいタイプに多いようです。

これらのほかにもまだたくさんの症状がありますが、いずれにしろ自律神経的な症状を朝方になると訴え、学校に行きたがらないといったケースが非常に増えてきています。

ケース13　担任教師が変わったとたん発熱

小学生のT子は、両親が共働きだったため、祖母に溺愛されて育てられました。もともと内気でおとなしく、神経質で甘えん坊の性格でした。学校での成績もよく、担任の女性教師にもよくなついていたようです。

小学二年生の五月頃、担任が産休に入り、代替の教師が来た頃から、朝登校前になると三七〜三八度台の発熱をし、頭痛や気分の不快感を訴えるようになりました。小児科を受診したところ、とくに身体の病気はありませんでした。その後、親が無理に学校に連れて行っても発熱・頭痛などを訴えて保健室で過ごすことが多く、ときどき、早退するようにもなりました。

一方、家庭内では「弟ばかりかわいがっている」と言い、親の見ていないところで弟に乱暴をふるうようになりました。親が元の担任教師のところにT子を連れてお見舞いに行ったところ、その後二日間だけは発熱がありませんでした。そのとき親は心理的な原因ではないかと気づき、来院したのです。

外来で診たところ、病気は見当たらず、発熱はあっても元気な様子です。発熱と頭痛は、とくに朝、登校する時間になるとひどくなるようです。私は祖母や母、元担任教師に対して「愛情を独占したいという欲求」と、そこから引き離されることへの「分離不安」があり、そのための心因性発熱と診断しました。臨床心理士による治療を行ったところ、二ヵ月後には改善して、教室で授業を受けられるようになりました。

ケース14　中学校の入学式の朝に嘔吐

S君は中学一年生です。父親は単身赴任で不在がちでした。母親も働いていたため、祖母がS君を育てました。祖母は過干渉的で、些細なことでも口出しをします。S君は甘えん坊で消極的、神経質、几帳面な性格です。小学校入学時も祖母と離れるのを嫌がって泣きました。六年生まで祖母と一緒に寝ていたそうです。

中学の入学式の朝、S君は登校前に突然嘔吐しました。S君によると「今日から中学生だと思ったら、ひとりでに緊張して、心臓がドキドキして気分が悪くなった」と言います。S君の入る中学は、同じ小学校から入った生徒が少なかったようです。「別の小学校から来た生徒たちは大きな顔をしているので、彼らを見たら気分が悪くなった」と言い、その後も廊下や教室で嘔吐し、入学後二週間は保健室で寝ていました。登校時になると「気持ち悪い」と訴え、学校も休むことが多くなりました。

S君は「大勢のなかに入ると気分が悪くなるんじゃないかと思い、教室に入れなくなる」「学校や試験のことを考えただけで気分が悪くなる」と言います。「胃が痛いから、胃がんじゃないか」と心配し、内科を受診しましたが、異常はありませんでした。

私は、親や教師に、しばらく学校を休ませるように勧めました。親には、あまり本人と一緒になって心配したり、干渉しすぎないようにアドバイスしました。同時に自律神経調整剤を処方したところ、身体症状が軽快し、中学校に復学できました。


発熱、頭痛、吐き気のケースを紹介しましたが、症状はいずれも朝方がもっともひどく、午後になると軽快するのが特徴的です。これらの症状を訴える子どもたちは、消化器系、心臓・循環器系などの内臓の働きをつかさどる自律神経系のバランスが崩れやすい体質を持っていることも理由の一つです。

自律神経系は、心理的な影響を受けやすいので、不安や緊張感を持つことによって、症状がより悪化しやすいため、「登校時間」「入学式」などといったような不安と緊張が高まるポイントで、症状が現れたのでしょう。

この初期のサインを見逃すな

心因性発熱・頭痛・嘔吐、いずれも共通していえることですが、子どもが避けたい状況を前にすると、熱を出す、頭痛を訴える、嘔吐するなどの症状を示していないかどうかを観察してみましょう。それらの症状を示すことで、心理的に利得があるようなら、それが同時に不安や緊張の理由でもあるのです。

全身状態が悪くなく、食欲もあり、熱があること以外は比較的元気な様子であれば、心因性の発熱を疑ってみたほうがいいかもしれません。ある特定の状況下で発熱しているなら、そのこと自体が子どもの心のＳＯＳなのです。

嘔吐する場合も、突然吐き、病院に行っても内科的な疾患ではないとなると、心因性の嘔吐である可能性が高いでしょう。「病気になることによって、何かをしなくてすむ」――たとえば嘔吐をすることで学校に行かなくてすむといったことがないか、または無意識的に何らかの利益を得ることがないか観察してみましょう。

この、病気になることで何かをしなくてすむことを「疾病利得《しっぺいりとく》（セカンダリー・ゲイン）」といいます。

病気になることで〝学校に行かなくてすむ〟〝勉強をしなくてもいい〟〝家族に大事にし

てもらえる〟などと聞くと、仮病のように思われるかもしれませんが、そうではなく、本当に症状が出るのです。心の不安や葛藤が、無意識のうちに症状として現れます。たとえば嘔吐があっても、「今日は学校を休んでいいからね」などと言うと、不安が解消され、急に食事を始めたりします。

いずれにしても、子どもが不安や心配事を抱えていないか、普段から心身の変化などに気をつけて、観察することがポイントになります。

また、発達障害児は、言語の表現能力や認知能力、理解能力が未熟なために、自分の気持ちをうまく伝えることが苦手です。そのため、不安な気持ちやストレスを言葉で伝えられず、身体症状として現れやすいといえるでしょう。

環境調整をしてあげる必要性

まずどんな状況を前にすると身体症状が出るのか、子どもの様子を丁寧に観察しましょう。「仮病じゃないの?」などと言ったり、あれこれ心配しすぎるのはよくありません。

親自身が子どものレベルまで下がって考えてみることも大切です。とくに病気ではないのに具合が悪かったら、「これは子どもの心のサインなのではないか」と考えてみる必要があります。その結果、心因性から来るものだと疑われたら、子どもの話をゆっくり時間をかけて、温かい態度で聞いてあげてください。いまどんなことを不安に思っているのか、何を悩んでいるのかを少しずつでも聞き、受け止めてあげることが大切です。

心の問題が身体の症状に出てしまう子は、普段から思っていることや感じていることを言えない子に多いものです。ですから、子どもが話しやすい状況をつくってあげ、些細なことや小さな訴えでも耳を傾けてあげる態度が重要です。

その結果、原因が家庭内、あるいは学校内にあるのだとわかったら、環境調整をする必要があります。必要であれば専門医の診断を受けます。

ほかにもこんなにある心身症の症状

心身症は、身体のあらゆる部分に症状が現れます。紹介した心因性発熱・頭痛・嘔吐以外にも、子どもによく見られる心身症をいくつか紹介しましょう。

・過呼吸（過換気《かかんき》）症候群

急に空気や酸素が足りないような感じがして、深く速い呼吸をくり返します。同時に強い不安や恐怖を感じ、手足のしびれや硬直感、動悸、めまいなどがあります。

血液中の酸素の量が多くなることにより起こるもので、十代から二十代の若い女性（女児）に多い心の病です。

原因として一番多いのは、やはり心因性のものです。いじめ、失恋、受験の失敗など、さまざまなストレス要因や、養育環境のゆがみからも起こります。

過呼吸は、一種の転換性障害（昔のヒステリー）です。幼児期から心のなかにあって抑圧されてきたもの、その不安と葛藤が身体症状となって出てくるのです。過呼吸を起こす子どもは、「もっと自分を認めてもらいたい、愛してもらいたい、ほめてもらいたい」という思いが強いため、親や教師が子どもの話をじっくり時間をかけて聞いてあげることが大切です。自律神経からくる発作で、命に関わることはありませんが、まわりの大人は過剰に反応せず、落ち着いて、本人に安心感を与えるように対処します。

・過敏性腸症候群

中高生では二〜九%、成人では七〜十五%にも見られる、代表的な心身症の一つです。

下痢、便秘、腹痛などの症状が数ヵ月以上にわたって続くのに、腹痛を引き起こすような疾患が見つからず、その原因はストレスと密接に関連していることが多いものです。

中学三年生や高校三年生などの受験生に多く見られ、不登校児の半数が過敏性腸症候群を発症しているといわれています。

遺伝的に腸管機能が弱い子どもに多く、加えて過労や睡眠不足などのライフスタイルの乱れも発症に関わっているようです。

まずは規則正しい生活をし、整腸剤、自律神経調整剤、抗不安薬などによる薬物療法に加えて、ストレスを取り除くカウンセリングを行いながら治療します。

また、睡眠や食事の時間を規則正しくするなど、ライフスタイルの調整も大切です。食事では、刺激性の食品や嗜好性のある食品を控えるように指導します。規則正しい生活で排便のリズムをととのえるようにすることがとても大切です。そして子どもには、命に関わるような内臓の病気などではないということを伝え、安心感を与えてあげる必要があります。

また、とくに女の子のなかには便通異常を気にして、学校に行けなくなる子どももいます。学校にも事情を説明して、いつでもトイレに行っていいよう、協力をあおぐ必要があります。子どもにとっては、症状が出たときの逃げ場を保障してもらうだけでも気持ちが楽になるようです。

・起立性調節障害

十歳以上の子どもに多い自律神経失調症です。病気というよりは、体質的な傾向です。朝なかなか起きられず、無理に起きると気分の不快感、吐き気、めまい、食欲不振、頭痛、腹痛などがあります。また、急に立ち上がると立ちくらみがしたり、運動をすると動悸・息切れがしたりします、長い時間立っていると気分が悪い、乗り物に酔いやすいといった傾向もあります。ただ、朝から午前中にかけては調子が悪くても、午後になると調子がよくなります。

原因はやはり心のストレスと密接に関係しています。不登校児の身体症状として現れることもあり、学校へ行くというプレッシャーから症状がひどくなったりもします。

クリニックでは薬物療法による治療もしますが、何より心理的なストレスを取り除くことが大切です。症状が軽い場合は、規則正しい生活とスポーツなどで体力をつけることで、改善していくことが多いものです。

まずは受診して、きちんと検査を受けましょう。起立試験といって、寝ているときと起きているときの血圧や脈拍を測ることによって、比較的簡単に診断してもらうことができます。

・遺尿症《いにょうしょう》（夜尿症、昼間遺尿症）

夜尿症とは夜間、睡眠中に排尿してしまう状態をいいます。これに対して昼間遺尿症は、日中遊んでいるときなどに無意識に排尿してしまう状態を指しています。これらの症状は、正常児でも三、四歳までは生理的に認められる現象です。この時期を過ぎても改善されない場合は、病的と見なされます。

膀胱や尿道に器質的な病気（尿道炎・膀胱炎・亀頭包皮炎など）が認められない場合、心理的な要因で起こると考えられ、心身症の一つであるといえます。

原因は家庭環境や学校環境などがあり、不登校を伴うこともあります。治療には、家庭内に偏った養育環境があれば改めるよう指導します。子どもが排尿の失敗をしても叱らず、決して焦らないことが大切です。また、生活指導も大切で、塩分制限や夕食後の飲水制限をして、寝る前には排尿をさせ、夜間は起こさないようにします。長期間続く場合には、薬物療法も行います。

おねしょをしなかった日には、たくさんほめてあげることも大切です。いずれにしても、自律神経が成熟する十歳くらいまでには、ほとんどよくなるものです。

・その他

アトピー性皮膚炎や小児ぜんそくといったアレルギー症状も、心身症の一つといえます。また、このほかにも心因性難聴、心因性視力障害、円形脱毛症、神経性咳《がい》そう、神経性頻尿症、遺糞症などがあります。

現在、不登校をはじめとした心の病を持つ子どもで、初めから心療内科や精神科を受診する子はまずいません。その多くは小児科や内科に行って「どこも悪くない」と言われているのです。そのときに、親が仮病ではないかと疑い、無理やり学校に引っ張って行くようなことをすると状態を悪化させます。また、学校にも配慮が必要なケースも多いので、子どもの自尊心を傷つけることのないように、教師や医師とも連携して環境をととのえてもらうことも大切です。

4章　東日本大震災と子どもの「PTSD」

東日本大震災と「ＰＴＳＤ」

二〇一一年三月十一日に起きた東日本大震災では、私自身も福島県郡山市の病院におり、大変な恐怖を味わいました。幸い病院には大きな被害はありませんでしたが、福島をはじめ、宮城や岩手など東北、関東地方で多くの人びとが被害に遭われ、いまなお日常生活に支障をきたしている方々がたくさんいらっしゃいます。

この原稿を書いている時点で震災から三ヵ月ほどが経過していますが、日がたつにつれ、私がもっとも心配したのが、震災に対するＰＴＳＤ（心的外傷後ストレス障害）のことでした。

ＰＴＳＤとは、大きな災害や不慮の事故など、思いがけない体験が心の傷（トラウマ）となり、時間がたつにつれてその記憶がストレスとなって不安状態や頭痛、腹痛、食欲不振が続いたり、不眠や悪夢などの状態をもたらす障害のことをいいます。

今回の大震災のような、予測できない災害で、その被害が甚大なケースでは、ほとんどの被災者に何らかの影響があります。個人差はあるものの、どんなに心の強い人であっても、今回の体験が心に影響を与えていることは間違いないでしょう。

症状がすぐに現れないことも多い

トラウマという言葉は、日常でもよく使われるようになりました。「小さい頃、迷子になったのがトラウマになっちゃって」などと言うことがあります。しかし、精神医学で使われるトラウマは、もっと深刻なものです。

トラウマとは、「人間が対処能力を超えた出来事を経験して、その後でいろいろな心身の不調が持続的に現れる状況」と定義されています。そして、そのトラウマの後遺症が、ＰＴＳＤと呼ばれるものです。

通常、ストレス症状のほとんどは数週間以内で軽快するといわれていますが、ＰＴＳＤの場合は、一ヵ月以上経過しても悪夢やフラッシュバック（衝撃的な体験の記憶がよみがえること）が続いたり、体験した出来事と関係するような話題を避けようとしたり、極端な警戒心を持つなどの状態が続くのが特徴です。また、症状はすぐに出ないことも多く、数ヵ月たってから発症することも少なくありません。

今回の震災でも、多くの被災した子どもたちの明るく元気な様子がたびたびメディアで紹介されていましたが、元気に過ごしているからといって安心はできません。ＰＴＳＤに関しては、半年間は様子を見る必要があるからです。

ケース15 岩手・宮城内陸地震の二歳の女の子の例

二〇〇八年六月十四日に発生した、岩手・宮城内陸地震でPTSDを発症し、私の外来に連れてこられたのは、わずか二歳の女児でした。幸い地震による大きな被害やケガはありませんでしたが、大きな揺れを経験し、幼いながらに相当ショックを受けたのでしょう。地震にあってから、大きな音に敏感になり、ヘリコプターの音にもパニックになり泣きわめき、母親から離れようとしません。ドアの開け閉めの音にさえ反応するほどでした。

地震にあった自宅にいることを嫌がり、家に入れないこともあったそうです。夜も母親にしがみついて離れようとせず、些細な音でも目を覚まします。食事さえもとれなくなり、二歳児でありながら体重が減少し、赤ちゃん返りも見られました。

診察後、母親に、いつもそばにいてしっかり甘えさせるように母親カウンセリングを行い、二歳児でも服用できるレベルの、ごくごく少量の抗不安薬を処方しました。すると夜中のパニックは落ち着き、二週間後には落ち着いて家にいられるようになり、やがて近所の子どもと遊べるようになりました。そして一ヵ月後にはほぼ完治しました。

不安を言語化できない子ども

子どもは災害などで大きな精神的ショックを受けた場合、とくにその影響が強く、大人よりも注意深く見守っていかなければなりません。

子どもは自分の体験したストレスをうまく言語化できないため、赤ちゃん返り（退行）や暴力などの行動に現れることもあります。逆に、感情を出さず、無表情になって口数が減ったり、意欲を失ったり、泣くことができなくなる子どももいます。また子どもは発達段階によっても症状に差があり、たとえば六ヵ月以上の乳児や幼児では、食事すらとらなくなることもあります。

先述したように、ＰＴＳＤは時間がたってから発症することが多いものです。子どもの場合、元気に見えても心に深い傷を負っているケースがあり、一見落ち着いたように見えても、突然激しい不安や恐怖に襲われるといったこともあります。

ＰＴＳＤ、三つの共通症状

ではＰＴＳＤとはどんな病気なのか、詳しく説明しましょう。

そもそもＰＴＳＤは、アメリカで一九七〇年代からベトナム戦争の帰還兵に多発したことで研究が進みました。そして一九八〇年、米国精神医学会によってＰＴＳＤの診断基準が作成されたのです。一方、日本では阪神・淡路大震災をきっかけに注目されるようになりました。

ＰＴＳＤの原因は、地震・洪水・竜巻・火山爆発などの災害のほか、原発事故、戦争、人質、誘拐、交通事故、ドメスティックバイオレンスなどの暴力、いじめ、虐待など多岐にわたります。さらに、被害を受けた本人だけでなく、その家族にも起こりうるのが特徴です。

このように原因はさまざまなＰＴＳＤですが、症状は共通しています。主な症状は次の三つです。

①フラッシュバック（トラウマの再体験）

思い出したくないのに、嫌な記憶が生々しくよみがえります。まるで「フィルムをまわすように」恐怖の感情を伴ってリアルに思い出されます。痛みやにおいまでも伴うことがあります。事件に関連したことが誘因になることもあれば、きっかけがなくても起こることがあります。

②回避

フラッシュバックとは反対に、嫌なことを忘れようとしてそれを避けようとすることです。たとえば「事件の場所に近寄らない、人の集まるところに行かない」などです。

回避することによって苦痛は避けられますが、行動範囲が狭まり、通勤や登校もできず、家に引きこもりがちになることもあります。さらに感情がまひして、物事に興味や関心を失うといったこともあります。

③持続的な覚醒亢進《かくせいこうしん》（過覚醒《かかくせい》）

常に緊張状態が続き、神経が過敏になり、小さな物音に驚いたり、人との接触を恐がったりし、夜も寝つけなくなったりします。イライラして感情不安定になり、些細なことで怒ります。リラックスできないため、心身の疲労がかさんでいきます。

心の傷ではなく、脳の傷だった？

原因は多岐にわたっているにもかかわらず、ＰＴＳＤの症状は、なぜこれほどまでに共通しているのでしょうか。

それは、ＰＴＳＤの患者は、共通して脳の同じ部位（海馬などの大脳辺縁系）に傷が残っているからです。ＰＴＳＤが早期にケアされないと、大脳の一部（大脳辺縁系）が、ときに不可逆的に障害され、萎縮してしまうのです。

ＰＴＳＤを発症すると急性ストレス状態になり、ノルアドレナリンが脳のなかに放出されます。ノルアドレナリンとは、不安や恐怖、緊張と関連している神経伝達物質です。強い覚醒力で敵から身を守るために交感神経を刺激する、人間にとってはなくてはならない役割があります。

一方で、このノルアドレナリンが過剰に放出されるということは、常に高い緊張状態にあり、それがＣＲＦという物質を放出させて、大脳辺縁系の委縮をもたらすと考えられています。

ＰＴＳＤは、精神的にショックを受けることによる心の傷ととらえられていますが、言い換えれば、脳の傷だったのです。

ＰＴＳＤは、うつ病や不安障害などそのほかの病気と合併することも多いものです。ほうっておくと長期化しやすく、症状が長引くと一生治らないこともあります。ですから、早めに治療することが重要になります。

ＰＴＳＤの治療は、うつ病や不安障害の予防・治療につながるといえます。逆に、うつ病や不安障害の治療をすれば、ＰＴＳＤの症状の改善にもつながります。

こんな人がＰＴＳＤになりやすい

災害や事件・事故の直後からＰＴＳＤ症状が見られる人のうち、解離《かいり》症状（現実感がなく、夢のなかにいるような状態）を伴っている人は、ＡＳＤ（急性ストレス障害）と診断されます。

ＡＳＤはＰＴＳＤ発症の前兆です。ＰＴＳＤはトラウマ体験から一ヵ月以上経過しないと診断されないのに対して、ＡＳＤは体験の直後から診断が可能です。ＡＳＤを早期に治療することで、ＰＴＳＤの発症を防ぐことができます。

では、実際にＰＴＳＤになりやすい人はどんな人でしょうか。同じように心的外傷を受けても、PTSDになる人とならない人がいます。PTSDになりやすいのは、もともと不安感が強い人やうつ病、アルコール依存症、認知症などの精神疾患がある人はもちろん、過去にトラウマ体験がある人も発症率が高くなります。

なかでも、発達障害のある子どもは、これまでにも説明してきたように、不安や緊張が強く、ストレスに対する抵抗力（ストレス耐性）が弱いため、些細なストレスや心理的要因でも大きな反応を示すことがあり、PTSDになるリスクが高いといえます。

まして今回のような大震災では、子どもたちが受けたストレスの大きさや根深さは、計り知れないものだったはずです。私が診ている発達障害児も、東日本大震災後、例外なく症状が悪化していました。

福島県郡山市で避難所生活をしていた五歳の自閉症の男の子の例を紹介しましょう。

震災の後、明らかに症状は悪化していました。暴言・暴力が増え、通っている保育園では子ども同士のトラブルもあり、保育園に行きたがらなくなりました。赤ちゃん返り（退行）も見られ、トイレで排泄ができなくなりました。行動にも落ち着きがなく、多動傾向も出てきました。

子どもの精神的な不安は、母親にもうつります。やがて母親も軽いうつ状態になり、同様に落ち着きが見られなくなりました。結局、親子で治療をすることになり、現在に至っています。

子どものＰＴＳＤ、このサインを見逃すな

発達障害児に限らず、どんな子どもにもＰＴＳＤを発症する可能性があります。不安や恐怖を言語化できない分、大人以上に問題を抱えやすくなるからです。

まず、夜眠れなくなる、必要以上におびえる、少しの刺激でも過敏に反応する、ソワソワして落ち着きがなくなる、イライラするなど緊張状態が続いたり、赤ちゃん返りをして年齢に合わないような甘え方をしてきたりすることもあります。

また、少しでも関係のある場面に遭遇するとパニックを起こしたり、そういった場面を避けるようになったりします。そうかと思えば表情がなくなってボーッとする、話をしなくなる、ひどいと食事などの基本的な日常行動もままならなくなります。

子どもは深刻な不安を抱えていても、表面的、一時的に明るくふるまうことがありますが、精神的な影響は長期にわたることがあり、時間がたってから出てくるケースも少なくないので注意が必要です。

より怖い「複雑型ＰＴＳＤ」

ＰＴＳＤは大きな災害や事件・事故の体験時にだけ発症するわけではありません。災害や事件などによるＰＴＳＤが、単発的で、人格の一部に影響して発症するのに対して、それよりも深刻で重症といえるのが、「複雑型ＰＴＳＤ」です。

複雑型ＰＴＳＤの主な原因は、親のネグレクト（育児放棄）や性的虐待です。ネグレクトや性的虐待は、災害や事故などと違って被害そのものがまわりには見えにくく、ケアが遅れるばかりか、ケアのないまま放置されることも多いものです。

まだ精神発達の途上にある幼児期からくり返されるその種の虐待がトラウマとなり、人格の根底部分をゆるがし、広範囲にわたって人格形成がゆがんでしまうのです。

複雑型ＰＴＳＤになった子どもは、些細なことでキレたり、社会的に引きこもったりします。

またひどい虐待を受け続けた場合には、解離性障害や摂食障害、リストカット、性非行、境界性人格障害など、あらゆる精神障害の原因にもなります。

ＰＴＳＤと向き合う七つの方法

ＰＴＳＤの治療は専門家にしかできませんが、家族やまわりの大人たちは、一緒に食事をとる、子どもの送迎に付き添うなど、生活面でのサポートをしてあげることが大切です。また、不安そうなときには寄り添う、話を聞いてあげるなどの精神的な支えも必要です。

ＰＴＳＤの研究で有名な精神科医である武蔵野大学人間関係学部の小西聖子教授は、ＰＴＳＤと向き合う方法として次の七つを挙げています。

①「情報提供」が援助の基本

「知識は力」です。トラウマを受けたときにどのような症状や感情が起こってくるかをきちんと知っているだけで、安心します。子どもの場合は、まず親が正しい知識を持ち、子どもに安心感を与えてあげることが大切です。

②「心身の具合が悪くなるのは当然だ」ということを知る

ＰＴＳＤになると「自分が弱いからこうなってしまうんだ」と自分を責めます。当たり前のことですが、ショックな出来事があれば、誰でも心身が不安定になるということを知っておくことです。

③孤立しないで助けを求める

周囲から孤立せず、まわりに助けを求めることです。カウンセラーに相談したり、セルフサポートグループに参加したりして、常に誰かとつながっていることで、心が軽くなります。

④日常生活をきちんとする

ＰＴＳＤでは不眠になったり食事をとれなくなったりして、生活が乱れがちです。まずはしっかり休み、食事と十分な睡眠をとるなど、生活の基本を守ることがポイントです。

⑤薬の助けを借りる

薬の服用に抵抗がある人も多いのですが、ＰＴＳＤは大脳辺縁系に傷が残っているために起こります。うつ病の治療薬として有名なＳＳＲＩ（選択的セロトニン再取り込み阻害薬）はＰＴＳＤにも有効です。専門医の指導のもと、適切な治療を受けることが悪化を防ぐことにつながります。

⑥自分を責めない

自分が悪いという思いは、ＰＴＳＤの症状を悪化させます。まわりにいる大人が繰り返し「あなたが悪いのではない」と伝え続ける必要があります。

⑦じっくり話を聞いてあげる

本人が話したいように話させることです。子どもの場合は言語化することが難しいので、一緒に遊んだり、絵を描かせたりするだけでも効果的です。怒りや悲しみなどの感情をぶつけてきたときは、優しく受け止めてあげます。

現在、ＰＴＳＤの治療にはＳＳＲＩなどの薬を使った治療法のほかに、眼球運動によるＥＭＤＲという行動療法が注目されています。

東京大学医学部心療内科（当時）の熊野宏昭氏の勧めるＥＭＤＲによれば、頭のなかで嫌な記憶が浮かんでくるたびに、目の前で人さし指を急速に左右に振り、その指を目で追う（二四〜六十往復を十二〜三十秒で）という方法です。

これを反復しながら、「自分は弱い人間だ」といった否定的な感情を打ち消して、「あれは災難だった、自分が弱いからではない」などといった肯定的な言葉を口に出してくり返すのです。

一見すると単純な方法ですが、ＥＭＤＲの創始者であるシャピロ博士は、急速な眼球運動をすることによって外眼筋の弛緩《しかん》が起き、それが脳に作用して不安・恐怖を取り除くことを立証しています。

まだ日本でこの治療を実施している医療機関は少ないのですが、今後治療者が増えていく可能性はあるでしょう。

子どものＰＴＳＤにとくに必要な対応とは

子どものＰＴＳＤには、早めの対応が大切になります。母親がそばにいて、常に安心感を与える必要があります。また同時に安心できるような環境もととのえ、できるだけ普段どおりの生活リズムを回復できるようなサポートが大切です。子どもとコミュニケーションをとり、なるべく触れ合うようにするといった対応も重要です。

子ども自身の「恐かった」「悲しかった」「頭にきた」という感情を、できるだけ子ども自身に表現させてあげることも効果的です。小さい子どもには絵を描かせたり、ごっこ遊びをさせ、字が書けるようであれば手紙や日記などで自由に表現させます。

子どもの発する小さなサインを見逃さず、早期に対応することで、ＰＴＳＤの重症化・長期化は防げます。

発達障害のあるなしにかかわらず、震災後の子どもへの心の影響が本当の意味で現れてくるのは、これからかもしれません。それは毎日悲惨なニュースの映像を見続けていたなど、実際に被災していない子どもでも同じです。

ただ、今回のような大地震が原因のＰＴＳＤの場合、大人も少なからず精神的にダメージを受けています。大人自身の心が安定することも大切です。ですから、家族だけで抱え込もうとしないほうがいいでしょう。

とくに発達障害を持つ子どもを抱えている家庭では、専門家によるケアが重要になってくるのは言うまでもありません。

5章 低年齢化する「拒食症・過食症」の真因

児童期の拒食症が増えている

摂食障害とは、「神経性無食欲症（拒食症）」と「神経性大食症（過食症）」の二つの総称です。

かつてこの二つは別の病気ととらえられていましたが、現在は、両者が密接に絡まり合っていて、一方から他方に移行しやすいことがわかっています。表面的な行動は全く逆だと思われるかもしれませんが、この二つは症状が重なっており、どちらもいわゆる依存症の一種なのです。

近年、子どもの摂食障害が増えています。

極端なダイエット願望からくる場合が多いため、従来は月経が始まって以降の思春期・青年期の女性に多い心の病の一つでした。しかし、初潮前の児童期に拒食症を発症する事例が増えています。何らかの原因の後に、それに反応したように急に元気がなくなり、食べなくなるケースが多いようです。

児童期の拒食症は、思春期以降のように「やせ願望」「肥満への恐怖」または「成熟拒否」といった葛藤は目立たず、反動としての過食や隠れ食い、盗み食いなどの異常な食行動も見られません。

しかし、低年齢の摂食障害の場合、心の状態が身体症状に現れやすく、腹痛や腰痛、吐き気といった自律神経系の症状を示すことがよくあります。また、不登校につながりやすいことも特徴です。

真の原因は何か

思春期や青年期に見られるようなやせ願望などとは違い、小児期の摂食障害の多くは、家庭的な要因が背景にある場合が多いようです。

過保護や過干渉、その反対に放任や支配的な偏った養育態度、夫婦関係・嫁姑関係の問題など家庭内の不和、児童虐待が見られる場合もあります。

具体的に言えば、父親は物理的あるいは心理的に不在がちで、父親としての権威がなく、妻や子どもにあまり信頼されていないタイプ、母親は愛情に満たされない幸薄い女性であったり、性格が未熟ですぐヒステリックになったりするタイプです。

そんな家庭環境のなかで、子どもは知らず知らずのうちに自分の感情や欲求を抑え、抑うつ的になっていることが多いようです。そうした不安定な状態にある子どもが、食欲不振になっていくのです。

摂食障害は長期化するにつれて必ずうつ状態を伴ってきます。意欲や集中力も低下してくるので、何事にも無気力、無感動になります。また、不機嫌で気持ちが不安定なため、些細なことで怒りっぽくなります。

ただ、思春期・青年期の摂食障害と比べて小児期の場合は、家庭環境を改善することで、比較的早期に改善することが多いようです。

それには家庭が子どもにとってくつろげる居場所になっているかどうか、子どもが子どもらしく感情を表現し、言いたいことがきちんと伝えられるようなコミュニケーションができているか、家族関係を見直してみることが必要です。

発達障害児はリスクが高くなる

発達障害（発達アンバランス症候群）と摂食障害も、切り離せないほど深く関連しています。発達障害がある場合、行動や感情のセルフコントロールが未熟なため、依存症に陥りやすくなります。

つまり、自分の衝動性や欲望のコントロールができなくなったとき、大人であれば、アルコール依存、買い物依存、ギャンブル依存、セックスや恋愛依存といった依存症に陥ることになります。

そのなかでも大人の女性だけでなく、小学校高学年以降の女児に見られるのが摂食障害なのです。

摂食障害は厳密には依存症の分類には含まれていませんが、過食症は嗜癖行動の一種とされ、女性（女児）の場合は、他の嗜癖行動（タバコ、アルコール、盗癖、自傷行為――抜毛、リストカット、性非行など）を伴うことが多く、クロスアディクション（多重嗜癖）と呼ばれています。

なかなか改善しない過食症の場合、多くは発達障害を伴っています。とくに女性（女児）の場合は長引くことが多く、診察でいろいろな角度から本人に話を聞いて初めて、その背景に発達障害や機能不全家族があることがわかるケースが多いのです。

小児期と思春期、それぞれの拒食症の特徴

拒食症は一般に、思春期・青年期の女性に多い心の病の一つです。しかし、前述のとおり、近年、低年齢化し、小学生にも多く見られるようになってきました。

発症要因には、家庭的な要因が大きく、親の偏った養育態度や、家庭内の不和、家族内の精神疾患や人格の偏りがあります。

とくに拒食症の子どもは、偏った家庭環境のなかで、迷惑をかけまいと、幼い頃から「いい子」であり続けた子どもに多く見られます。幼児期に十分に甘えられなかったことが、拒食症として顕在化してしまうのです。

小児期の場合は、こういった家庭環境を見直すことが先決で、家庭がいい方向に変わることで多くは改善します。しかし、思春期・青年期の場合は少し複雑です。

思春期・青年期の拒食症の場合、これに加えてやせ願望や人間関係でのストレス、兄弟・

友人との葛藤や嫉妬、成熟した女性になりたくないという「成熟拒否」、本人の性格（几帳面で真面目、完全主義、潔癖症など）などが大きく関わっています。

とくに女性にとって思春期は、身体的にも心理的にも子どもから脱皮して大人に成熟する時期です。心が不安定になり、親への依存心と独立心との葛藤で第二反抗期となります。また、大人の女性になることへの不安、将来の人生目標について悩んだりもします。これらの「心の嵐」の多くは二十代前半までに治まります。しかし、一部の人ではこの嵐が大きくなったり長引いたりします。

この「心の嵐」の現れ方は人それぞれで、不登校、暴力、非行などもその一つですが、女性の場合は摂食障害として現れることがあるのです。

「やせ」の原因となるような身体の病気や精神疾患・うつ病などがないのに、ある時期から急激にやせていく。初めはちょっとしたダイエットがきっかけでやせ始め、そのうちやせることに快感を覚えて食欲が徐々に喪失し、ますますやせていくというパターンが多いようです。脂肪類や炭水化物などを食べることを拒み、野菜や果物などの低カロリーのものばかりを食べます。

しかし、悩みや不安などは訴えず、むしろ体重が減って幸せそうにさえ見えます。一見、活発で元気そうに動き回り、学業や仕事も続ける一方で、体重はどんどん減少します。それでも一定量以上の食べ物は食べようとせず、まわりの家族が干渉しすぎると一緒に食事をすることを拒んだりします。

その一方で、食べ物には異常な関心を示し、料理の本を読んだり、自分がつくった料理を人に食べさせたりします。これは、自分が食べられないことへの代償行為とされています。

客観的に見てもあまり太っていないのに、体重が増加することを極度に恐れたり、自分の理想体重をかなり低いところに設定します。自分の身体の一部分（腹部や太ももなど）は太っていて醜《みにく》いと思い込んでいることもあります（一種の醜形《しゅうけい》恐怖です）。

早くから月経不順になったり、無月経になったりすることもあります。さらに体重が減少しすぎると、栄養失調で命の危険を招くことさえあります。それでも本人に心の病だという自覚症状がないため、精神科への受診を拒否するのです。

ケース16 プロレスラーのあだ名をつけられて

中学一年生のM子は遠方から母親に連れられてやってきました。初めて来院したときは、異常にやせていて、「皮膚をかぶった骸骨《がいこつ》」のような印象さえありました。母親の話ではもともと肥満気味でしたが、同級生からプロレスラーのあだ名をつけられたことがきっかけで、小学六年生のときから極端なダイエットを始め、急激にやせてきたようです。

親が無理に食べさせようとすると、「お腹が痛くて食べられない。食べると気持ち悪くなる」と言い、拒みます。四六キロあった体重は、二四キロまで減少し、月経も止まりました。

M子を診察すると「お腹と足が太いのがイヤ。食べるとお腹がふくらんでくる」と言います。そして心のなかの悩みや不安について聞いても「何もない、わからない」とボソッと答えるだけでした。

このようなことからM子を拒食症と診断、入院治療することにしました。入院中は栄養補給とカウンセリング、行動療法などで治療を行い、三ヵ月で体重が回復して退院することになりました。

しかし、自宅に戻ると今度は反動で過食症になり、驚くほど大量の食べ物を食べては指を入れて吐き、下剤を乱用したりしていました。毎日二、三回の過食と嘔吐をくり返して普通の食生活は全くできない状態。「一度食べ始めると止まらない。こんなみっともない姿は見せられない」と不登校になってしまったのです。

さらに、幼児返りも見られ、母親に甘える一方で「こんなふうになったのは親のせいだ。醜い私はいないほうがいい。死んでしまいたい」と泣きながら暴力をふるうため、母親もうつ状態になってしまいました。

家族全体での治療が必要と判断し、多忙な父親にも来てもらい、詳しく話を聞きました。するとM子をとりまく家族関係が見えてきました。

父親は真面目な性格ですが、子どもを完全に支配しないと気がすまない性格で、自分の学歴コンプレックスから、M子が小学一年の頃から「有名中学、有名高校に入れ」と叱咤激励し、友達と遊ぶことを許さず、毎日塾通いをさせていました。夫婦の間も不仲で、このような家庭環境がM子の拒食症・過食症の原因になっていると判断し、両親のカウンセリングも重ねたところ、徐々に家族関係が改善、そしてそれに合わせるかのようにM子の病気は回復していきました。

この初期のサインを見逃すな

思春期・青年期の拒食症のサインは、主に以下のようなものがあります。

□数ヵ月以内で急激にやせてきた（標準体重より十五～二十％以上もやせている）
□三ヵ月以上の無月経
□カロリーや体重への強いこだわり（強迫観念）
□やせすぎていることを否認（著しいやせ願望と肥満恐怖）
□病気であるという意識はなく、むしろ自己満足している
□勉強、部活動、仕事などには真面目、熱心に取り組み、休まない

このほか、抜け毛が多くなる、下剤を乱用している、家族と一緒に食事をとりたがらないなどもサインの一つです。

一方、小児期では、前記のような無月経ややせ願望（肥満恐怖）、自分のことを太って醜いと思い込むようなボディ・イメージのゆがみなどは、はっきりとは見られません。それよりも、食欲不振になってやせてきた場合に、多くは意欲の低下、抑うつ気分、自律神経系の症状を伴ってきます。

小児科を受診し、とくに疾患が見つからなかった場合は、背景に心理的な要因が潜んでいることが考えられます。

拒食症になりやすい家庭環境

拒食症の大きな発症要因の一つに、幼児期からの母子関係のゆがみを中心とする家庭環境の問題があります。つまり、機能不全家族に育った子どもは拒食症に陥りやすいのです。父親は家庭内で存在感が薄く、夫婦関係もあまりいいとはいえず、母親は性格が未熟で愛情面でも満たされないケースが多く、子どもを感情的に叱ったりします。一方で過干渉になったり過保護・溺愛したり、あるいは拒否・放任的になったりします。

子どもは児童期までは親に従って素直でおとなしく育てやすい場合が多いのですが、心理的に母親から乳離れができていません。やがて思春期になると親に依存して甘えるか、あるいは反抗的になります。

彼女たちの心のなかには「大人になりたくない」という成熟拒否の心理が見られます。几帳面で真面目、潔癖症の子どもが多いのも特徴です。

発症の直接のきっかけは、姉妹や友人関係のトラブルや嫉妬、成績低下や受験の失敗、失恋、肥満の指摘など、一見家庭環境とは関係のないものですが、診察してみると家族関係のゆがみが根本にあることが多いのです。

こういった場合、拒食症の治療を行うだけでなく、養育態度を改め、親子の信頼関係を築くことが大切になってきます。

親や家族はどんな対応をしたらいいのか

母親がつくってくれたものを食べない、拒否するということは、すでにそれ自体が子どもからの無意識のメッセージであるといえます。食事を拒否するということが、母親からの指示を拒否することであったり、ゆがんだ親子関係への無言の訴えであったりするのです。

母親自身があれこれ指図したりするなど、過干渉になっていなかったか、過剰な期待をかけてこなかったか、まず振り返ってみる必要があります。

基本的には、子どもの食生活や食行動、体重やスタイルについて、親は一切口出しせずに、見守ることが大切です。そうでなくても子どもの頭のなかは、体重のことやカロリーのこと、食事のことでいっぱいになっています。親の口出しが、かえって拒食症を悪化させてしまうこともあります。

拒食症と思われる症状を示していたら、食べることは子どもの自由にさせてください。

食事の内容や量、食べ方を監視したり、注意を与えることは、絶対にしてはいけないことです。

そのうえで子どもの身体の状態がひどくなる前に、必ず専門医を受診して、専門的な治療を受けることが不可欠です。学校に行くかどうかは、本人の意思にまかせていいでしょう。そして子どもの話をゆっくり聞き、思いを受け止めてあげてください。

拒食症が改善していく頃には、子どものほうから、小さい頃からの不満や、ためていた思いを母親に訴えてくるようになるものです。

拒食症になる子というのは、幼い頃からずっと自分の気持ちを抑圧し、〝いい子〟で我慢していた子どもたちばかりです。その思いを、しっかりと受け止めてあげることが重要です。

II　過食症

誤解されやすい過食症

過食症もまた、近年急激に増えています。アルコール依存症などと同様、依存症の一つで、広い意味での心の病です。お父さんが夜、晩酌をするような感覚で、若い女性が夜一人になったときに過食をするようです。

具体的には、むちゃ食いをたびたび（週二回以上）くり返します。ストレスがたまったときに、驚くほどの大量の食べ物を隠れて食べるのです。

拒食症の人が、ときどき気晴らしに食べているうちに、過食症になることが多いのですが、最初から過食症になることもあります。また、拒食症と過食症を行ったり来たりすることもあります。

一九九五年に私たちが女子高生、女子大生と会社員の女性三千五二〇人を対象として行った調査では、四・五％の女性が過食症と判定されました。九八年の厚生省（当時）の調査では、五年間で四倍以上に増加しています。

過食症は誤解されやすい病気です。普通のむちゃ食いや大食いなどとは違って、「わがまま」で行っているのではありません。自分でもすぐにやめたいと思っているのに、全くコントロールできない状態になっています。同時に「いつまでも食べ続けるのではないか」「食べ始めると止まらない自分が怖い」といった不安を抱いています。

食べ始めると途中でやめることができず、満腹感もないので、お腹が痛くなるまで食べ、その後は指を口に入れて吐いたり、下剤を飲んだりします。これらの行為を「浄化行為」といいます。

拒食症も併発している場合、食べ続ける一方で「本当はダイエットしてやせたい」という願望が強く、太ることへの恐怖も持っています。そのため、こういった浄化行為を繰り返し、食べてしまったことを帳消しにしようとするのです。

過食症はもともと「自分が好きになれない」といった女性に多いのですが、過食をくり返すことでますますその気持ちはエスカレートし、自己嫌悪、絶望感、無気力感、うつ状態に陥ってきます。頭のなかはいつも食事と体重のことでとらわれています。

過食症になってしまう原因は、幼児期からの母子関係のゆがみなど家庭環境の問題のほかに、失恋、受験の失敗、対人関係のトラブルなどの挫折体験、本人の性格傾向などがあります。

さらに二次的に、脳の摂食中枢の機能障害が起こっていることも多いようです。そのために満腹感と空腹感の区別ができない状態になっているのです。

ケース17　母子問題のゆがみが高じて

R子は女子高校の一年生。父親はアルコール依存症で、酒を飲むたびに母親に対し、「おまえにはほかの女のような優しさがない！」と罵《のの》り、外に愛人をつくりました。両親は毎日のように幼いR子の前で夫婦喧嘩をしていました。

母親は精神的に不安定になり、R子を感情的に叱り、夫の愚痴をこぼしていました。やがて両親は離婚。R子は母親に引き取られました。

R子は元来明るく、負けず嫌いの頑張りやで、小学校での成績はトップクラスでした。しかし、中学一年のとき、部活で先輩にいじめられたのをきっかけに拒食症になりました。「胃のなかに何か入っていると、汚いものが詰まっているような気がする」と言って食事制限をし、三ヵ月で十七キロやせました。

このときは病院に入院して回復したものの、今度は驚くほどの大量のむちゃ食いをするようになりました。R子は「ときどき気分がイライラすると、自分を責めたくなってむちゃ食いしてしまう」と言います。

高校に入ると過食症は悪化。手の甲に吐きダコができるほど食後に頻繁に吐いたり、下剤を乱用するようになりました。「いつも頭のなかが食べ物で支配されている」「満腹感がわからない」と言い、自己嫌悪に陥ると「私なんかいないほうがいい」と、手首を傷つけたり、家出して放浪するようになりました。

そんなR子に対して母親は、「おまえにはいつも苦労させられる」と責めてばかりいたのです。すでに勉強も手につかず、学校にも行けなくなっていたため、母親と一緒に私のクリニックに訪れました。

まずカウンセリングでR子の話を丁寧に聞き、解決方法を一緒に模索しました。R子を説得して、入院治療することにしました。過食に対しては、自分でコントロールできる薬を服用させました。

また母親に対しては、過食がストレス解消のための「心の安全弁」になっていることを説明し、非難したり叱ったりしないで温かく見守ってあげてほしいと伝えました。R子とのコミュニケーションを増やし、母親への甘えや攻撃も、優しく受け止めてあげるようにしてほしいと指導しました。

これらのカウンセリングや薬物療法のほか、摂食障害のグループカウンセリングに参加させて治療を行ったところ、母子ともに気持ちが安定し、R子の過食症は回復していきました。

この初期のサインを見逃すな

過食症を疑わせるサインとしては、以下のようなものがあります。

□週に一〜二回以上過食（むちゃ食い）をしている
□過食後、下剤を乱用する、指を口に入れて吐く、激しい運動をする、絶食をするなどの浄化行為が見られる
□体重や体形に異常にこだわりを見せる
□気分が落ち込んでいる、無気力、孤独感、イライラ、焦燥感などが見られる
□手指に吐きダコ（手の甲側の中手関節《ちゅうしゅ》にできる鉛筆ダコのようなもの）が見られる

□歯が傷んできている（歯のエナメル質が、胃酸のために溶けてしまうため）

トイレで嘔吐しているため、浄化槽から独特の臭気がし、浄化槽清掃の人からの知らせで親が気づいたというケースもありました。このように夜隠れて一人で大量に食べ、トイレで吐いているため、親でさえ気づかないうちに進行していることも多いようです。

発達障害と嗜癖行動の関係

過食症が見られる場合、多くは他の嗜癖行動を合併しています。嗜癖行動とは、癖よりもさらに強い症状のことをいい、依存症とほぼ同意語と考えていいでしょう。たとえば女性に多い自傷行為（リストカット、抜毛）や、アルコールやタバコへの依存などがあり、発展すると多くはうつを伴ったり、非行（女性の場合は性非行）に走ったりするケースも多く見られます。

原因の多くは、機能不全家族による偏った家庭環境から情緒不安定になることや、ストレスがきっかけになり、そのストレスから逃れるかたちで始まることが多いようです。

ストレスによる不安や葛藤が起こると、さまざまな行動化を示します。男性（男児）の場合は衝動性・攻撃性を外に向けるため、暴言や暴力に発展しがちですが、女性（女児）の場合は攻撃性を内側に向けます。たとえば自分で自分の体を傷つけたり、過食に走ったり、性非行をするなどといったことがそうです。女性（女児）の場合はとくに進行・悪化するのも早いのが特徴です。

いったん依存症になってしまうと、そのストレスとは関係なく止められなくなります。ますます強い刺激を求め、歯止めがきかず、自責感、無力感、自己嫌悪を抱くようになり、やがてうつ状態に陥ります。

そしてそれらの嗜癖行動（依存症）が治りにくいケースでは、背後にＡＤＨＤをはじめとする発達障害がある場合も多いのです。

発達障害を持つ子どもは嗜癖行動を起こしやすいことがわかっています。発達障害に気づかれないまま嗜癖行動が長期化すると、やがて人格の発達の偏りや未熟性を持つ境界性人格障害といったパーソナリティ障害になってきます。

親や家族が絶対に言ってはいけないこと

過食症は一般に慢性化しやすく、長期化すると人格のゆがみやうつ状態がひどくなるので、早いうちに専門医を受診して、適切なカウンセリングや薬物療法を受けることが必須です。治療には長期間かかりますが、軽症なら短期間のうちに治る場合もあります。

子どもの頭のなかは、食事と体重のことでいっぱいになっています。拒食症と同様、親や家族は、食生活や食行動、体重やスタイルについて決して口出しせずに、見守ってあげることが大切になります。「食べすぎじゃないの」などと食事の量を注意したり、「夜食べないほうがいいわよ」など食べ方を指示したりすることは絶対にしてはいけません。

食行動の異常の裏には、子どもの不安や寂しさ、劣等感、怒りや攻撃性などといった心の嵐が吹き荒れているものです。どうしても目に見える食行動に注意の目を向けてしまいますが、子どもの心の裏にあるそういった不安や葛藤を受け止めてあげることが大事なのです。

そして子どもが不満や怒りをぶつけてきたり、いままでためてきた思いを話し始めたりしたら、じっくり向き合い、その思いを受け止めてあげることです。

過食症の患者さんのケースのところで「グループカウンセリング」という言葉が出てきましたが、摂食障害には、このグループカウンセリングも有効です。大学病院内などで行っている場合があります。同じような摂食障害を持った人たちやその家族が集まり、精神科医、臨床心理士、看護師がアドバイザーとなり、ミーティングを開きます。「摂食障害について誰かに打ち明けることができてホッとした」「自分や子どもの将来への不安がやわらいだ」という効果が高く、親子一緒に参加することで、親子関係が改善することも多いようです。

摂食障害は家庭のなかだけで解決しようとしてもなかなか難しいものです。専門家の力を借りて、時間をかけてじっくり取り組んでいくことで、ゆっくりですが着実に回復していきます。

6章　家族が機能していますか？

――子どもの心は必ず回復する

心の病の間違った情報に振り回されていないか

「最近、子どもの様子がちょっとおかしい」「学校に行きたがらない」「教師に注意を受けてばかりいる」「もしかして、発達障害かもしれない」——わが子を心配する気持ちはよくわかります。しかし、ここで動揺して間違った対応をしてしまう親が非常に多いと感じています。

わが子の様子がおかしい、何か心の病気を抱えているかもしれないと思ったとき、あなたはまず何をしますか。仲のいいママ友に相談していませんか？　インターネットで調べていませんか？

もちろん、誰かに相談したり、調べたりすることが悪いとはいいません。しかし、現代はインターネットをはじめ、必要以上に情報が氾濫しています。根拠に乏しかったり、無意味な情報も出回っていて、かえって混乱を招いてしまっているのが現実のようです。

何よりもまず最初に行ってほしいのは、専門医の診察を受けることです。子どもの心の病について一番よく知っているのは専門医なのです。専門医とは、児童精神科医、つまり子どもを専門とする心療内科、精神科のことです。ただ、残念ながら日本では圧倒的にこのような専門家が不足しています。それでも、各都道府県に少なくとも一人はいます。

私は、専門医から適切な診断を受けることは、一〇〇回のカウンセリングに相当すると思っています。入口を間違えてしまうと、とんでもなく遠回りになったり、下手をすると誤った方向に突き進んだりすることになります。

たとえば、「学校に行けない」といって不登校になった子どもの親が、不登校をいじめのせいだと決めつけて、学校や教師を責める例。また、朝になると腹痛や頭痛を訴える子どもを近所の小児科に連れて行き、異常がないとわかると「怠けている」といって子どもを叱る例などが後を絶ちません。

軽いうつ状態や不登校では、〝精神障害ではないけれど、ノーマルではない〟状態です。また、不登校の二～三割、報告によっては六～七割に発達障害（発達アンバランス症候群）があるともいわれています。早い段階で適切な診断を受けていれば、短期間で改善するのです。

アメリカでは不登校が長期化しないシステムになっています。学校に通うのは子どもの大事な権利であると考え、二週間以上子どもに学校を休ませると、虐待と判断されます。二週間以内に専門医に診せることが義務づけられているのです。その後の対応は、親と教師と医者が連携をとって決めることになっています。よって、不登校が長期化することなく、引きこもりが存在しないのです。

日本ではこういったシステムづくりが驚くほど遅れており、いまや引きこもりの総数は百二十万人ともいわれています。最近になってようやく事の深刻さに気づき始め、厚生労働省が対策に向けて動き出したばかりです。

医者に行かずに間違った情報で右往左往しているうちに対応が遅くなると、ツケは思春期・青年期になってまわってきます。「私の育て方が悪かった」と自分を責めたり、あるいはまわりから責められたりといった悲しい誤解に苦しめられることのないように、専門家による正しい情報を得てほしいと思います。

健康家族の三つの条件

子どもの心の病の発症要因を大きく分けると、一つには遺伝的なもの、二つめに発達障害、そして三つめが家庭環境が深く関わっていることが多いといえます。なかでも家庭環境が背景にあるケースがほとんどで、家族が機能をしていない――「機能不全家族」と呼んでいます――場合が非常に多いのです。

本書のなかでもすでにくり返し述べてきましたが、子どもにとって家族関係のなかで大切なのは、何をおいても母子関係です。一歳～五、六歳までの幼児期に、母親から安心感をどれだけ得られたかということが、その後の心の発達を大きく左右するのは間違いありません。

子どもにとっては母親の安心感＝子どもの安心感であり、母親の不安＝子どもの不安です。父親は仕事でいつもいない、母親一人が家事育児をまかされ、忙しくてイライラして子どもの話を聞いている暇がない、結果、「早くしなさい！」「ぐずぐずしないの‼」と子どもに注意してばかりいる、姑のことで相談しても夫はまともに聞こうともしない、いつも心は不安でいっぱい……これでは母親もつぶれてしまいます。

子どものちょっとした変化に気づくのは、圧倒的に母親です。これは母子関係が強く、父親が不在がちである日本の家庭では当然のことといえます。しかし、家族関係に問題がある「機能不全家族」では、子どもの変化に気づいたとき、母親ばかりにその責任を押しつけることがあります。

育児を妻にまかせきりにしている夫からは、「おまえの育て方が悪いんだ」と言われ、姑からは「甘やかしすぎなんじゃないの」「あなたのしつけが悪かったのかしら」などと言われ、母親が孤立してしまうケースです。

これでは、すべてを抱え込んだ母親自身が、心の病になってしまいかねません。

私が留学していた米国イェール大学のリッズ教授は「健康な家族の三つの条件」として、以下のものを挙げています。

1．夫婦連合

夫婦が強い絆で結ばれていて、それと競合するような連合（たとえば父親のマザコン、母親と子どもの密着など）は認められない状態です。父親は「一生全力を尽くしてあなたをお守りします」という姿勢を貫いています。

2．世代間境界の確立

祖父母、父母、子どもの世代間には、ある程度の心理的境界があり、相互に干渉しすぎたり巻き込まれたりしていない状態。たとえば夫婦共働きで、家庭内で祖父母が実権を握って育児にあれやこれやと口出ししたり、父親が自分の妻より姑の意見を優先することなどです。この場合も父親は祖父母に「子育てのことには必要以上に口を出さないでくれ」

と言い、母親を守る姿勢が重要です。

3. 性別役割の明確化（性的モデルの存在）

父親が健全な男性で、母親が健全な女性であり、夫婦が男女の愛情を基盤に結びついており、性役割における混同が見られないということです。これは将来、子どもが成熟した男性・女性になるための性的同一性（アイデンティティ）獲得のモデルになることを意味します。父親や母親不在でこれが不十分であると、子どもは将来の目標がなかなか定まらない、モラトリアムの状態になります。諸々の事情で父親がいない家庭では、父親に代わる男性モデルが近くにいると理想的です。

子どもの心の病には、家庭環境が深く関わっていることはすでに述べたとおりです。私たち精神科医は、子どもの治療とともに、家族も見ていきます。そして必要とあれば家族療法といって、家族全体にアプローチして問題点の解決を図ります。

母子密着に原因の一端があるならば、母子だけでなく、父親の家庭への関わり方にも必ず問題があります。

子どもの心の異変に気づいたら、家族関係を見直すと同時に、専門医をたずね、適切な診断をしてもらいましょう。軽い症状であれば、家庭環境や学校環境を見直すなど、環境調整だけで改善することもあります。

しかし、それには素人判断は禁物です。家族は弱っている子どもの心の支えにならなければなりませんが、環境をどのように調整するかも含めて、一番よく知っているのは専門医です。家族にできることとできないことを知ることも大切なことです。

夫婦間同盟を結べているか

機能不全家族では、母親が孤立し、子どもと心理的に密着して過干渉、過保護になったり、逆に育児放棄したり、イライラして子どもに当たったりすることになります。心の病を持った子どもの多くは、家族のゆがみの犠牲者になっているのです。

最近では、家族全体を一つのシステムと考える「システムズアプローチ」という治療法が主流になっています。母子間に基本的信頼関係を築くためには、まず祖父母も含めた家族全体を見る必要があります。被害を受けるのは、もっとも弱く小さい子どもだからです。

子どもが不登校になったとき、直接的な原因は母親の過保護や過干渉だと判断してしま

図２　健全な家族と機能不全家族

健全な家族

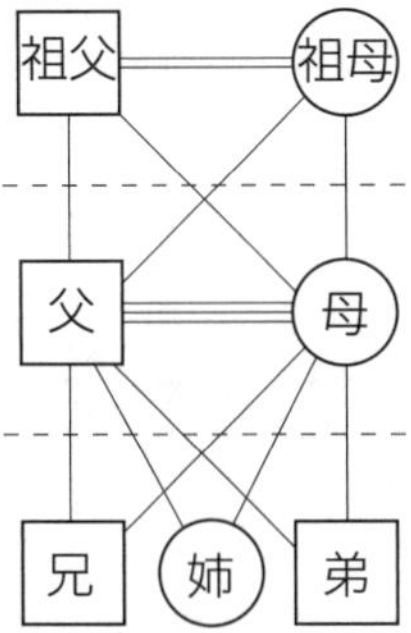

・夫婦連合が強固
・世代間境界が確立
・性別役割が明確

機能不全家族の一例

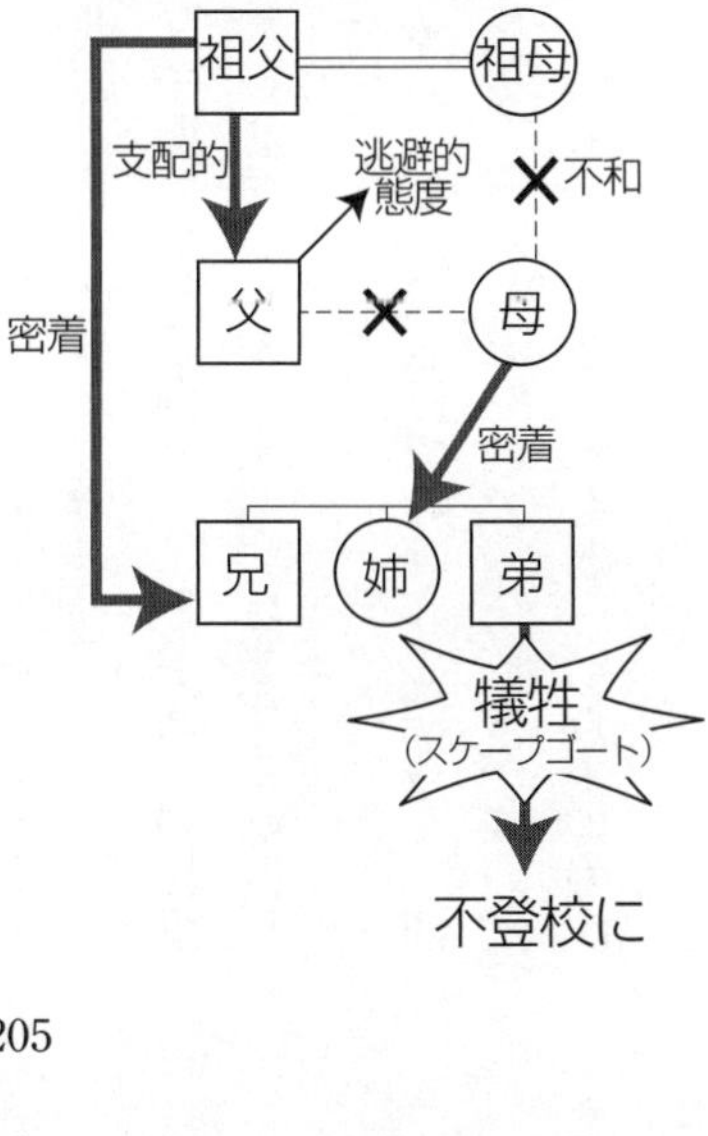

・祖父母は兄と密着
・母は姉と密着
・父は逃避的態度

うのはいささか乱暴な考え方です。システムズアプローチでは、子どもも家族というシステムの一員と考えることで、不登校を家族全体の問題としてとらえるのです。

つまり家族は夫婦関係、舅姑（祖父母）関係、父子関係、母子関係、子ども同士の兄弟関係などのいくつかのサブシステムから成り立っています。正常な家庭ではまず夫婦関係が一番強力ですが、ゆがんだ家庭の場合は違います。

たとえば、前ページ図のように、母親は娘と密着し、父親は家庭での存在感が薄く、問題から逃げて中立の立場を保っていて、祖父母は長男と密着し家庭内での発言力が強いといったようなゆがんだ家庭のケースでは、その犠牲者として、もっとも弱い一番下の弟が不登校になることがあります。

こういった問題点を家族を構成する一人ひとりに知ってもらい、ゆがみを正していくのがシステムズアプローチです。

家族が本来の機能を取り戻せば、母親は心の余裕を持って、子どもの話をゆっくり優しく聞くことができるようになります。二週間に一回でもいい、それも十分、二十分でもいいので、目を見て子どもの話を聞き、たっぷり甘えさせてあげる余裕が持てるようになるのです。

父親が機能していない家族の問題点

健康的な家族の重要なキーパーソンは父親です。しかし、日本の家庭を見ると、どうも父親の存在感が薄いようです。日本は父親が未熟な国といわれています。よく父親のことを「大きな子ども」と言っている母親もいます。

もちろん離別や死別などのさまざまな事情で父親がいない家庭も増え、家族の形は多様化していますが、一般的な日本の家庭の特徴としては、伝統的に夫婦関係より親子関係が重視される面があります。とくに母子の結びつきが強く、母子密着の傾向も見られます。また、共働き家庭が増えているとはいえ、いまだに夫は仕事、妻が家事・育児といった役割意識が強く、それが父親の家庭内の存在感を薄め、母子密着をより強めています。

そのため、日本は「父性なき社会」といわれています。

では、父性とはどのような意味があるのでしょうか。父親はただ働き、家にお金を運んでくる存在ではありません。最近はイクメンといわれる育児をする父親がクローズアップされてきてはいるようですが、日本ではまだ父親と子どもの接触時間は短く、会話の時間も多くありません。父親不在で育児は母親まかせの状況が、母親の育児不安や過度な母子密着に拍車をかけ、不登校や引きこもり・家庭内暴力などの問題を生んでいます。

そしてよくあるのが、子どもが反抗するときだけ、父親が母親と一緒になって叱るケースです。「普段はお互いに、相手がいないときに愚痴や悪口を言っているくせに、お父さんとお母さんは叱るときだけ一緒になる」と子どもたちはよく言います。子どもたちは親の本質をよく見ているのです。

また、普段はろくに家にいない父親が、子どもに問題があるときだけ出てきて厳しく叱りつけるというのもよくあるパターンです。父親と子どもとの基本的信頼関係が全くできていない状態で叱られた子どもは、ますます不信感をつのらせ、反抗的になってしまいます。

父親に関していえば、とくに男の子には、男性モデルが必要です。不登校の男の子の父親は、例外なくこの男性モデルになっていません。

男の子には、父親にしかできない教育というものがあります。とくに九〜十一歳くらいの前思春期と呼ばれる年代では、父親の役割は重要です。この時期、父親が教えるべきことは三つあります。

一つめは性教育。この頃から男の子はマスターベーションをし始めます。母親ではわからないことが多いので、ここは男親の出番でしょう。二つめは規範意識です。つまり、最低限でもやっていいこととやってはいけないことを教える役目です。そして三つめが人生の目標意識（アイデンティティ）です。将来、どんな人間になって、どんな職業に就きたいか、それを示せるのも父親の役割になります。もちろんこれらの三つは、父親が一方的に教え込めばいいというものではありません。父子の信頼関係があってこそ、可能になるものです。

父親がいない家庭では、代わりに子どもが理想と思えるような大人の男性モデルがいるといいでしょう。たとえば、部活の先輩、学校の先生、家庭教師や塾の先生など、子どもが好意を持っている大人と積極的に交流を深めるようにするといいのです。

過去の多くの研究報告では、父親不在家庭の子は、不安・心配性の傾向が強く、依存的で自立心が乏しく、勉強や仕事への意欲も乏しく、人生の目標意識が育ちにくいことが指摘されています。とくに男の子は、知能の発達、なかでも数学の成績や合理的な思考能力が低くなるという報告もあります。

もちろん女の子にとっても魅力的な父親であることは重要です。魅力的な父親とは、夫婦関係がよく、母親に協力的であり、肝心なときにはリーダーシップを発揮できる父親です。そうでない場合、父親は悪い男性モデルとなり、後々の異性関係にも悪影響を及ぼします。

とはいえ、家庭にもっと関わりたいけれど忙しくてできない、という父親もいるでしょう。大切なのは、子どもとどれだけ長い時間関わったかではありません。

私は精神科の医師として、父親の物理的な不在よりも、むしろ心理的な不在のほうに問題があると感じています。普段忙しくてあまり子どもとの時間を持てなくても、〝たまに〟でも、時間の許す限り子どもと遊び、話を聞くといった基本的信頼関係を築く姿勢を持つことが大切です。

そして、いざ子どもが悩んだときに頼れる父親であれば理想的です。基本的な信頼関係があれば、父親が本当に叱ったときには子どもの心の奥に届きます。

そしてもっとも大切なのは、前項でも述べたように、母親（妻）を心理的に孤立させないように守ってあげることです。母親も、子どもの前で父親を非難したりせず、父親が子どもから軽視されたり、反対に怖いだけの存在にならないようにふるまうことがポイントです。

スペシャルタイムを持とう

日本の親はコミュニケーションの取り方があまりうまくないようです。子どもを見ればつい注意・説教・教育指導をしてしまい、それがしつけだと思っています。家庭のなかで教師になってしまっているのです。

「○○ちゃん（くん）、宿題はいつやるの？」「明日の準備はもう終わった？」「忘れ物しないように気をつけてよ」――これでは親子のコミュニケーションは成り立ちません。子どもにしてみれば、何か言えば、倍になってお説教や小言が返ってくるのがわかっているので、話す気にもなれないでしょう。そんな状態でいざというとき、いくら子どもと話そうとしても、子どもは心を開きません。子どもは何より親に受容・共感してほしいのです。

そのためには、週に一回、いや月に一回でいいので、子どもの話を聞くスペシャルタイムを持ってください。子どもと二人きりで出かけて、食事をしてもいいですし、ドライブに行くのでもいいでしょう。

スペシャルといっても、旅行や家族のイベントという意味ではありません。スペシャルタイムの目的は、子どもの話を「ひたすら聞く」ことにあるからです。

現代の家庭には、「普段何も話を聞いてくれないくせに、口を開けば説教ばかりする」と思われている親が多いように思います。

週に一時間でもいいのです。友達とのこと、兄弟への不満、学校であった嫌なこと、楽しかったことなど何でもいいので、聞いてあげるのです。話を「聞く」コツは、ひたすら受け入れること。優しい顔で、「うんうん」とうなずきながら子どもの目を見て聞きます。「そうだったの。大変だったね」「頑張ったのね」「えらかったね、すごいじゃない」と、共感したり、ときにはほめたりしながら聞くことが大切で、決して話をさえぎって説教したり反論したりしないことが肝心です。

こういった相手の話を聞く心の持ち方を「カウンセリング・マインド」といいます。カウンセラーがクライアントの人間性を尊重して、相手の気持ちや考えを聞くことで、両者に温かい心の交流が生まれ、面接室が安心の場になります。それと同じ気持ちで、子どもに接してみてほしいのです。

子どもの話すことについ感情的になってしまったり、意見したくなってしまったりすることもあるでしょう。でも意識的に、カウンセラーになったつもりで「カウンセリング・マインド」を保つようにすると、冷静に子どもの話を聞くことができます。

そしてスペシャルタイムの最後に、子どもにこう伝えるのです。「○○ちゃん（くん）のこと大好きだよ。一番好きなのは○○ちゃん（くん）だからね」――すると、子どもの心はすっかり満たされます。

このスペシャルタイムがあれば、たとえ忙しくて子どもの話を聞けない日常がまた一週間続いても、子どもは大丈夫なものです。

このカウンセリング・マインドを持った、あるすばらしい先生の話を紹介しましょう。福島県では知らない人がいないというカリスマ的な存在の男性の先生で、鳴原弥先生といいます。

鳴原先生は、四十年近い教員生活のなかで、不登校児や非行少年・少女を一人もつくったことがないといいます。先生は、長年の経験から、クラスのなかで不登校や非行に走りそうな子どもというのがわかってしまうそうです。そのちょっと気になる生徒に先生が行っていることは三つだけ。

一つは、一～二週間に一回、たった五分でも二人きり（マンツーマン）になって話を聞くこと。学校は楽しいか、友達ができたか、勉強にはついていけているか、など些細なことをたずね、子どもの話を聞くのだそうです。

二つめは、その話を聞きながら、ほめること。「よく頑張っているね、すごいよ」と言いながら聞くのです。

三つめは、何か困ったことがあれば相談するんだよ。いつでも言ってきていいよ、と伝えること。これをみんなの前ではなく〝二人きり〟で、一～二週間に一回行うというのです。

気になる生徒とのスペシャルタイムというわけです。

子どもは「自分を認めてくれている人がいる、いつでも話を聞いてくれる人がいる」という安心感があるだけで、ストレスに負けないで生きていくことができます。

そして強調したいのは、ほめることの大切さです。子どもは、たとえそれがどんな些細なことでも、ほめられると自信につながっていきます。「今日はお片づけできたね、すごいね」「きれいに残さず食べて、えらいぞ！」――大人からみれば大したことではなくても、子どもはほめられることで、次の一歩を踏み出す力を蓄えていくものなのです。

食生活の改善で、子どもの心が回復するケースも

ここまで子どもの心の問題は、遺伝やストレス、家庭環境が大きな原因であると述べて

きましたが、最近では食生活の乱れも心の問題に密接に関わっていることがわかってきました。

近年、食事とうつ、キレる子どもとの関連など、食べ物と心の関係について、さまざまな報告があります。食事を健康的なものに変えただけで、軽いものでは精神症状が安定することもあります。

現代の子どもたちの多くは、飽食の時代といわれている一方で、食生活の偏りが見られ、必要な栄養が足りていない状態です。心のストレスは食生活の乱れにつながり、食生活の乱れがさらにストレスを増大させるといった悪循環が起こります。

では、食生活のどんな点が問題になっているか、いくつか挙げてみましょう。

①糖分の多い食事からくる「低血糖症」

栄養不足にもっとも敏感な臓器は、実は脳神経系です。脳の栄養不足は、さまざまな弊害を引き起こしています。もっとも問題になっているのが、インスリンの過剰分泌による反応性の「低血糖症」です。

これは、糖分の多い食事、たとえばペットボトルのジュース、菓子類、白米・パンなど糖をとりすぎることによって、血糖値が急激に上昇するために、脳の視床下部からすい臓にインスリンを分泌する指令がなされ、インスリンが過剰分泌することで反動的に低血糖が起こるものです。このような血糖値の急激な変化は、精神症状に影響を与えることがわかっており、近年ではうつの一因ともいわれています。

ジュース類や白砂糖、白米・パンなどは、精製されていない砂糖や玄米などに比べて、消化・吸収のスピードが速すぎるため、急激な血糖上昇（と、その反動による低血糖）が起こりやすいのです。

低血糖症の症状として挙げられているのは、神経過敏、キレやすい、無気力、うつ症状、忘れっぽい、不安、集中力の欠如などがあります。

低血糖症を防ぐには、白米や食パン、白砂糖など、精製された白いものを避け、玄米や全粒粉のパンなど精製度が低く、食物繊維が多いものを選ぶようにするといいでしょう。これらの食物はゆっくりと消化・吸収されるため、血糖値の急激な変化を起こしません。

②インスタント食品やファストフードのとりすぎによるビタミン・ミネラル不足

インスタント食品やファストフードなどの食生活では、圧倒的にビタミン（とくにBと

C）・ミネラル類（カルシウム、マグネシウム、亜鉛、鉄、マンガンなど）が不足します。ストレスへの抵抗力は、ビタミンやミネラル類が密接に関わっており、これらが不足すると、脳内の神経伝達物質のバランスが崩れるため、ストレス関連ホルモンの生成にも影響し、低血糖症同様、イライラや集中力・記憶力の低下、無気力、不安などが起こります。

なかでも重要な栄養素なのがビタミンB群です。まずB_2（サイアミン）は欠乏するとイライラ感と攻撃性が増し、仕事への意欲・集中力と社会性がなくなります。アルコール依存症の精神症状を示す原因には、このビタミンB_2不足があります。またビタミンB_3（ナイアシン）が不足すると頭痛・めまいなどの神経症状と不眠、記憶障害などが起こります。B_5（パントテン酸）は抗ストレスホルモンと記憶に関わるアセチルコリンをつくるのに必要な栄養素です。B_6は学習と記憶に関わる神経伝達物質の合成に重要で、B_{12}も不足すると不安、イライラ、うつ状態などが生じます。

ビタミンB群は、玄米、小麦胚芽、豆類、海藻、レバー、緑黄色野菜などに多く含まれているので、積極的にとるようにしたいものです。

次にビタミンCは、ストレスに対抗する栄養素の代表格です。ビタミンB群と同様、ビタミンCも日頃のストレスで大量に消費されていきます。緑黄色野菜や柑橘類に多く含まれているので、ストレスに強くなるためにも、効果的に取り入れていく必要があります。

カルシウムとマグネシウムは「自然の精神安定剤」といわれています。カルシウム不足でイライラする、とよくいわれているのは事実で、これらが不足すると神経過敏、不安、イライラ、攻撃性を引き起こすことが知られています。カルシウムは乳製品、小魚、緑黄色野菜、豆類、海藻に、マグネシウムは玄米、小麦胚芽、緑黄色野菜、豆類などに含まれています。

最後に亜鉛も重要です。亜鉛不足になると不安障害やうつ病にかかるリスクが高くなります。亜鉛はレバー、貝類、玄米、豆類などに含まれます。

③体に悪影響を及ぼす脂肪分のとりすぎ

油には、身体にとっていい油と悪い油があります。良質な油分を適度にとることが大切ですが、近年、食生活が欧米化し、身体に悪影響を及ぼす油の摂取量が増えています。

植物油というと、油のなかでも比較的体にいいものと思われがちですが、必ずしもそういうわけではないのです。油のなかでも「オメガ3」「オメガ6」という必須脂肪酸をバランスよくとる必要があります。

オメガ6はリノール酸系の油で、サラダ油やマーガリン、スナック菓子など、現代の食生活では過剰すぎるほど摂取しています。日本精神神経学会の報告では、オメガ6を過剰摂取すると、アルツハイマー、うつ病、がん、PTSDの一因となること、また妊婦が過剰摂取することで子どもがADHDや学習障害（LD）になる一因となることが明らかにされています。

オメガ6の過剰摂取につながる食品を挙げておきます。子どもが大好きなものばかりなので、驚かれるかもしれません。「オムレツ・カレーライス・アイスクリーム・サンドイッチ・焼きそば・スパゲティ・目玉焼き・ハンバーグ・ハムエッグ・ギョーザ・トースト・クリームシチュー」。頭文字をとって「オカアサンヤスメハハキトク」と覚えておくといいでしょう。

日常の食生活ではオメガ6の摂取は控えめにし、オメガ3系脂肪酸（αリノレイン酸・EPA・DHAなど）を意識的に増やすようにしましょう。オメガ3はイワシなどの青魚、植物油なら亜麻仁油などに含まれています。

私自身の経験からも、食習慣の乱れが精神症状を悪化させていると感じることが多々あります。たとえばＡＤＨＤなどの発達障害を持つ患者には、食事のアンバランスや食品添加物（加工食品）のとりすぎが見られ、これが発達障害を悪化させる一因になっているようです。ですから食事がひどくアンバランスな場合、私は薬物療法のほかに、食事療法も勧めています。

また学習障害を伴ったＡＤＨＤの子どもにアトピー性皮膚炎、気管支喘息、アレルギー性鼻炎などの診断を受けたケースが多いという報告もあり、食生活と深く関連していると考えられています。

どういうことかというと、学習障害やＡＤＨＤの子どもは、自分の欲望をコントロールすることが苦手なため、食事も偏りがちで、好きなものばかり食べ続ける傾向があります。するとと何かしらアレルギーを伴う症状となって出てきてしまうというわけです。

ストレスに耐えられる心をつくり、身体も心も健康な生活を送るには、食生活は大変重要。加工食品を減らし、和食中心の食事で脳にたっぷり栄養を補給してあげてください。

ゲーム・テレビ・携帯電話との上手な付き合い方

近年、幼い頃からテレビを長時間見続けていることの弊害が明らかになってきています。

たとえば、キレやすい子、落ち着きのない子、軽い言葉の遅れのある子には、遺伝的な要因だけではなく、テレビ・ビデオのつけすぎが関与していることがわかってきました。

テレビを見せておくとおとなしくしているからと、ついテレビに子守をさせてしまう親も多いでしょう。川崎医大小児科の片岡直樹教授は近著『テレビ・ビデオが子どもの心を破壊している！』（メタモル出版）のなかで、テレビのつけすぎで「言葉が遅れる、呼んでも振り向かない、一人遊びが多い、落ち着きがない」といった自閉症とよく似ている新しいタイプの言葉の遅れが最近急増してきていると指摘しています。

また、日立家庭教育研究所の土谷みち子氏によれば、一日四時間以上テレビをつけている子は「視線が合わない、会話ができない、友達と遊べない、突然かんしゃくを起こしてキレる」といった傾向があると発表しています。つまり、テレビのつけすぎによって自閉症やADHDに似た症状を示すことがあるのです。

すでに自閉症やADHDの症状がある子は、テレビやゲーム、インターネットなどにのめり込みやすく、症状を悪化させることも知られています。不登校や長期間の引きこもりのケースでは、例外なくこれらに依存しています。また、私の経験から、部屋に閉じこもって長時間インターネットやゲームにはまっている人は、ほぼ昼夜逆転の生活を送っており、生活リズムが大きく乱れています。

さらに、日本大学文理学部の森昭雄教授が、米国の神経学会でテレビゲームが子どもの脳の発達に及ぼす影響について発表したところによれば、小学生の頃から一日二～七時間テレビゲームに没頭していた十人の大学生の脳波を調べたところ、認知症の患者と同様、β波よりα波が優勢でした。α波は安静時やリラックス時に現れる脳波で、β波は覚醒時や緊張しているときに現れる脳波です。健常者ではα波よりβ波が優勢なので、明らかに異常な「ゲーム脳」になっているということです。

森教授によると「ゲーム脳」の特徴は「注意力散漫で物忘れが多く、思考力、判断力が低下し、自己中心的な行動をとる。理性や羞恥心がなく、キレやすく暴力的。無気力、無関心で言葉によるコミュニケーションが乏しく、創造性と学習能力が低下する」と指摘しています。

さらに、森教授はゲーム脳の原因として大脳の前頭前野の脳細胞の活動が低下することを挙げていますが、これはＡＤＨＤと同じ障害部位であり、発達障害ではなくても、ゲーム依存によってＡＤＨＤと似たような症状が現れ、脳の機能の低下が起こるということが明らかにされたということです。また、森教授はテレビゲームのみならず、携帯メールでも同様のゲーム脳になると警告しています。

子どもの脳を正常に育てるのは親の責任でもあります。小学生くらいまではテレビゲームは三十分〜一時間以内など時間を決めて行う、宿題や明日の準備が終わってから行うなどのルールづくりが必要でしょう。

その際に大切なのは、親と一緒にルールをつくることです。親が一方的にルールをつくって押し付けても、実行できません。ゲームに限ったことではありませんが、子どもと話し合って、お互いに納得のいくようにルールを決めましょう。

子どもがルールを守る方法として私が勧めたいのは、視覚に訴える方法です。これは効果があります。ゲームに限らず「毎朝やるべきこと」「帰宅したらやるべきこと」「絶対してはいけないこと」などルールを子どもと一緒に決めたら、大きな紙などにわかりやすく箇条書きにし、守れたらシールなどを貼って印をつけます。ある程度たまったら、週末にごほうびを与えてもいいでしょう。

これは心理学でいう行動療法の「オペラント条件づけ」という方法です。簡単にいえば、「よいことをしたらほうびを与え、悪いことをしたら罰を与えながら、望ましくない行動を修正していく」方法です。

この方法は、親子ともにメリットが大きいものです。まず、親は毎日同じことを口にして叱る必要がなくなります。言いたくなったら、ニッコリ笑いながら紙を見せればいいのです。同時に子どもも何度も同じことで叱られることがなくなります。そして最後、これが一番大切なのですが、子どもの自主性が身につきます。決まり事をしっかり与えることで、社会性を学ぶきっかけにもなるのです。

ライフスタイルを見直すだけで、子どもの心は元気に

心の病を抱えている子ども、発達障害のある子どもは、生活習慣も乱れがちです。

まず、一日の生活リズムができておらず、非常に不規則です。テレビやゲーム、インターネットへの依存とも深く関わっていることですが、これらの依存は睡眠覚醒リズムの乱れにもつながっています。

睡眠覚醒リズムが乱れていると、朝食を食べないケースも多く見られます。朝食を抜いて血糖値が低くなっている状態で、食事を菓子パンやジュースですますと、急激に血糖値が上がり、それに反応してインスリンが過剰分泌される――先述した「低血糖症」になってしまうのです。すると、ＡＤＨＤに類似した多動やイライラ、キレやすいなどの症状や

うつ症状が出ることがわかっています。また、肥満になりやすくなるのも事実です。

昼夜逆転とまではいかなくても、最近の子どもたちは、大人同様、すっかり生活スタイルが夜型化してきています。NHK放送文化研究所の「2005年　国民の生活時間調査報告書」によると、国民の半数以上の就寝時間はどの曜日でも午後十一時以降です。一九六〇年と比較すると、睡眠時間は一時間近くも減少しています。

こうした大人の生活リズムの変化が、子どもにも影響を及ぼしているのです。

東京医科歯科大学小児科のホームページによれば、午後十時以降に就寝する三歳児の割合が近年急増しており、二〇〇〇年度の調査では三歳児のほぼ半数が午後十時以降に就寝していることがわかりました。

小中学生も同様で、平日の就寝時間は三十年前に比べて一時間近く遅くなっていました。少し古いデータですが、一九九九年に福島大学の福田一彦教授が行った調査では、睡眠不足を訴える割合は、「かなり不足」「やや不足」を合わせると小学生の五九％、中学生の六七％、高校生の七四％が該当し、多くの小中高生が睡眠不足を実感していたのです。

成長期の子どもにとって睡眠は非常に大切です。ノンレム睡眠と呼ばれる深い睡眠期に、成長・発達に欠かせない成長ホルモン、セロトニン、メラトニン、コルチゾールがたっぷり分泌されることがわかっています。睡眠不足は心身の疲労をもたらすだけでなく、成長・発達を阻害し、不安・意欲低下・イライラ・抑うつなどの原因にもなります。

健康な大人でも睡眠不足が続けば不機嫌になります。子どもたちへの睡眠不足が及ぼす影響は計り知れず、大人になってからでは取り戻すことはできません。しっかり睡眠をとるようにしましょう。

ライフスタイルを見直すだけで、子どもは心身ともに元気になります。早寝早起きを基本とした一日のリズムをつくる、決まった時間に一日三回食べる、適切な栄養をとれるように和食中心の食事にする、幼児なら大人と一緒に身体を使った遊びをしたり、公園で身体を動かすなど適度な運動をする、といったことが非常に大切になります。

子どもの生活習慣づくりは、母親一人にまかせきりでは負担が大きいものです。ここでも、父親の協力が不可欠であることを忘れないでください。

信頼おける相談機関、クリニックをどう見つけるか

本書では子どもの様子がおかしいと思ったら、専門医の診察を受けてほしいとくり返し述べてきました。しかし実際のところ、日本ではまだ、子どもを「精神科」と名のつくと

ころに連れて行くことに抵抗がある親が多く、かなり重症にならないと子どもを連れて行かないというのが現実です。

親が「うちの子は病気ではない」「障害なんかありません」と認めたがらず、問題を先送りしてしまうと、そのツケは思春期以降にやってきます。

素人の間違った情報に振り回されたり、子どもの心の問題についてよく知らない友人に相談したり、インターネットで調べて症状を悪化させてしまう前に、専門家の目で診てもらうことが一番大切だと思います。

とはいえ、どんな病院に行ったらいいのか、近くに子どもを見てくれる病院がなく、どうやって探したらいいかわからないという人も多いでしょう。

まず、もっとも一般的な探し方は「精神保健福祉センター」に相談してみることです。精神保健福祉センターとは、言ってみれば精神科の保健所のようなところで、地域の精神科に関する情報が集まっています。各都道府県に設置が義務づけられていますから、必ず一ヵ所以上はあるはずです。そこで適切な病院や医者、カウンセラーを紹介してもらうという方法です。精神保健福祉センターにも精神保健福祉士や心理カウンセラーがおり、まずはそこで相談することから始めてもいいでしょう。

もう一つ、補足的な方法ですが、いい病院（クリニック）を見つけるには、やはり患者さん（とくに患者の母親）の評判のいいところを選ぶことです。薬を出すだけでおしまい、といった医者もいないわけではありません。知り合いに受診したことがある人がいれば評判を聞くなどといったことも必要です。あるいはその病院が近所なら、学校の養護教諭などが評判を知っているかもしれません。

私はよく「遠くの有名な医者より、近くの中ぐらいの医者を選んで」と言っています。病院というところは通うのが基本です。どんなに優れた医者でも、一度で患者さんを治すことはできません。少なくとも五回、多ければ十回、二十回と通うことも珍しくありません。子どもへの負担や、経済的なことを考えても、できるだけ病院は近いに越したことはありません。

精神科の薬を子どもに飲ませても大丈夫なのか

精神科への偏見もさることながら、薬に関する誤った情報も氾濫しています。

精神科の薬と聞くと、「副作用が大きいらしい」「ずっと飲み続けなければならなくなる」「薬漬けになってしまう」などと言う人もいます。

現在子どもに処方されている薬は、そのほとんどが恐いものではありません。発熱やのどの痛みがあるときに風邪薬を処方されるのと同じように、精神的な不調があるときには、抗不安薬や抗うつ薬などを使った治療が必要です。

ごく軽い症状であれば、学校や家庭などの環境調整やカウンセリングだけで改善するケースもありますが、ある程度症状が進むとそうはいきません。

ここ数年、薬を使った治療の発達は目覚しいものがあります。ごく少量で早期に治るものが増えているのです。

もちろん薬に対する反応は、体質的な個人差があり、相性のいい薬・悪い薬があるのも事実です。しかし子どもには当然、副作用が少なく安全性も高く、その子の症状にあった薬を処方しますから、必要以上に恐れることはありません。

しかも小児期であれば、薬の使用は短期間ですみます。一生飲み続けなければいけないということはありません。小児期なら短期間ですむ場合が多いのです。

また、薬だけに頼った治療ではなく、薬の服用と並行して心理カウンセリングと心理教育を受け、社会に対する適応力やセルフコントロール力を高めることで、自立できるようにしていきます。

逆にいえば、ＡＤＨＤやアスペルガー症候群の場合、小児期にしっかりカウンセリングなどとともに薬を使った治療をした場合、大人になって依存症になる人はまずいません。しかし、成人して初めてＡＤＨＤやアスペルガー症候群を疑って病院を訪れる人は、ほぼ例外なく依存症になっています。

ＡＤＨＤやアスペルガー症候群は、自分の欲望や衝動性のコントロールが苦手ですから、ほうっておくと依存症になりやすいのは、これまで述べてきたとおり。薬物・買い物・インターネット・ギャンブル・アルコール・セックスなどの依存症の背景にはＡＤＨＤやＡＳを見過ごされて成人したケースが多々あるのです。

もしも薬を恐れて精神科のドアをノックするのをためらっているとしたら、それはとてももったいないことだと思います。

病気の原因は多面的・多角的に探ることが大切だと考えています。私のところでは、その子の状態、とりまく環境を見て、治療するときも多面的・多角的に行います。薬だけに偏った治療、あるいはカウンセリングだけに偏った治療ではなく、子ども一人ひとりをよく観察したうえで、幅広い対応をしています。

たとえば子どもの母親にもうつ症状がある、父親にもＡＤＨＤが見られるといったことがわかれば、母親と父親のカルテもつくり、一緒に診ていきます。ペアレントトレーニングといって、家族指導も行います。

とくに子どもの場合、家庭環境・学校環境をととのえることで、治りが早くなる場合があります。親などの家族はもちろん、学校の教師とも連携をとるようにしています。

上手に薬を使いながら、子どもの心を苦しめている本当の原因を浮かびあがらせて、治療していくのです。

エピローグ　子どもの可能性を狭めてしまわないために

子どもの様子がちょっとおかしい。もしかして発達障害かもしれない——そんな悩みを持って、この本を手に取ってくださった親や家族のみなさんに、最後にお伝えしたいことがあります。

それは、すべてを前向きにとらえてほしいということです。もちろん子どもが何の問題もなく、健やかで元気に成長するのがもっとも望ましいことですし、親にとっても嬉しいことでしょう。しかし、子どもが何らかのサインを示してくれたからこそ、改めて子どもとじっくり向き合う時間ができたり、忙しさにかまけて見過ごしていた子どものことを、よく見るようになった、と考えることもできます。

長所と短所は子どもの数だけあります。走るのが速い子と遅い子、字がきれいな子と上手に書けない子、社交的な子と人見知りをする子、声が大きい子と小さい子——どの子がよくて、どの子が悪いというものではありません。

ほかの子どもと比べてできないことや劣っていることがあっても、いまできることから始めて、その子の得意なことを存分にやらせてあげることが大切です。可能性の芽はどんどん大きくなっていくと思います。

本書では発達障害は発達アンバランス症候群なのだと述べてきました。これは少し他人より劣っている部分はあるけれど、優れた部分もあるということです。

私は発達障害者は磨かれていない原石であると言っています。脳の発達がアンバランスなために、不注意で忘れ物が多い、片づけが苦手など、普通の人が簡単にできることでもできないことがあります。しかしその一方で、多くの長所を持っています。

たとえばＡＤＨＤやアスペルガー症候群は、興味のあることには没頭する傾向があるので、これ！　というものに出合うと、すべてのエネルギーを注いでまい進するため、優れた芸術家や学者、技師などになることがよくあります。モーツァルトやベートーヴェン、アインシュタイン、ピカソ、先に紹介したエジソンも発達障害を抱えていたとされています。

私自身、ＡＤＨＤの体験者です。小さい頃は忘れ物が多く、整理整頓も苦手。授業中も空想の世界にトリップしているような子どもでした。そのうえ家庭では父親が仕事のストレスからアルコールに依存、ときには母に暴力をふるうようなこともありました。まさに機能不全家族です。それでも私の救いとなったのは、父や母が私をほめて育ててくれたことでした。とくに父は教育熱心だったので、勉強面でほめられることが嬉しくて、勉強だけは頑張りました。

こんな私でも大学の医学部に合格できたのは、私の可能性を信じてくれた両親の導きのおかげであり、興味や関心のあることには人並みはずれた集中力を発揮できたからだと思います。

大人になっても自由奔放、気ままな性格は変わりませんが、精神科医という自分がもっとも関心があり、情熱を持って取り組める仕事に就くことができたことは、本当に幸せだと思います。もし大企業に就職して、組織のなかで仕事をしていたら、恐らくやっていけなかったでしょう。

幼い頃は両親が、現在は妻が私の支えになってくれています。家族のサポートがあれば、可能性は大きく広がるということは、私自身が身をもって証明できます。

そして、お子さんが心の病を抱えているかどうかにかかわらず、子どもを持つすべての家族の方に声を大にして言いたいのは、どうか子どもだけを生きがいにしないでほしいということです。

子どもは確かに大切な存在です。でも、大人が何か打ち込めるもの、自分の心の支えになるような生きがいを持って、いきいきと毎日を過ごしている姿を子どもに見せることも大事なのです。

先に紹介した学習障害だったトム・クルーズの母親は、熱心にトムの障害を克服すべく努力しながら、一方で自身も演劇で心を癒していたようです。大人も自分の人生を楽しみながら子どもと関わることができたら、親の不安やイライラに子どもを巻き込んだり、子どもの幸せを自分の幸せにしてしまうことはなくなるのではないでしょうか。「あなたが私の生きがい」「おまえのために頑張っているのに……」などと言われたら、子どもからしてみれば生きるのがつらくなるだけでなく、いつまでたっても自立することができなくなります。

さまざまな子どもの心の問題を紹介してきましたが、すべてにおいてバランスがとれた完璧な人間など、どこにもいません。一人ひとりが違っていて当たり前なのです。自分の得意な分野で貢献し、劣っている面は互いに補い、助け合っていける社会とは、何と豊かな社会だと思いませんか！　現代は人に頼ること、助けを求めることが苦手な人が増えていますが、私はもっと頼り合っていいのではないかと思っています。

人はどんな状況であっても、適切なサポートがあれば自立できるのです。子どもの心に何らかのディスオーダー、問題があった場合でも、早い時期から治療を行ったケースでは、自分に合った仕事に就き、幸せな家庭生活を送ることができている場合がほとんどです。心の不調も身体の不調も、一つの病気ととらえれば、みな同じです。まずは母親をはじめ家族が、心の病に対する偏見をなくすことが大切です。

重い精神病でもない限り、心の病は必ず治ります。近年は統合失調症や躁うつ病でも、早期治療でほぼ完治することがわかっています。これは私自身の経験からも、多くの子どもたちを診てきた医師としての経験からも言えることです。

本書で何度もくり返し述べたことですが、まずは親や家族が、目の前にいる子ども自身から目を背けず、よく見て、あるがままを受け入れ、認めることから始めてみてほしいと思います。

星野仁彦

◇著者が診療する病院、クリニック

星ヶ丘病院
福島県郡山市片平町字北三天七番地
電話０２４・９５２・６４１１
※予約制

ロマリンダクリニック
福島県郡山市駅前二丁目十一番地一号
電話０２４・９２４・１１６１
※予約制、女性のみ

青春新書
INTELLIGENCE

こころ涌き立つ「知」の冒険

いまを生きる

"青春新書"は昭和三一年に——若い日に常にあなたの心の友として、その糧となり実になる多様な知恵が、生きる指標として勇気と力になり、すぐに役立つ——をモットーに創刊された。

そして昭和三八年、新しい時代の気運の中で、新書"プレイブックス"にその役目のバトンを渡した。「人生を自由自在に活動《プレイ》する」のキャッチコピーのもと——すべてのうっ積を吹きとばし、自由闊達な活動力を培養し、勇気と自信を生み出す最も楽しいシリーズ——となった。

いまや、私たちはバブル経済崩壊後の混沌とした価値観のただ中にいる。その価値観は常に未曾有の変貌を見せ、社会は少子高齢化し、地球規模の環境問題等は解決の兆しを見せない。私たちはあらゆる不安と懐疑に対峙している。

本シリーズ"青春新書インテリジェンス"はまさに、この時代の欲求によってプレイブックスから分化・刊行された。それは即ち、「心の中に自らの青春の輝きを失わない旺盛な知力、活力への欲求」に他ならない。応えるべきキャッチコピーは「こころ涌き立つ"知"の冒険」である。

予測のつかない時代にあって、一人ひとりの足元を照らし出すシリーズでありたいと願う。青春出版社は本年創業五〇周年を迎えた。これはひとえに長年に亘る多くの読者の熱いご支持の賜物である。社員一同深く感謝し、より一層世の中に希望と勇気の明るい光を放つ書籍を出版すべく、鋭意志すものである。

平成一七年　　　刊行者　小澤源太郎

著者紹介

星野仁彦〈ほしの　よしひこ〉

1947年福島県生まれ。心療内科医・医学博士。福島県立医科大学卒業後、米国エール大学児童精神科留学、福島県立医科大学神経精神科助教授などを経て、現在は福島学院大学大学院教授。専門は、児童精神医学、スクールカウンセリング、精神薬理学など。おもな著書に『発達障害に気づかない大人たち』(祥伝社新書)、『気づいて!こどもの心のSOS』(ヴォイス)、『機能不全家族』(アートヴィレッジ)、『発達障害を見過ごされる子ども、認めない親』(幻冬舎新書)などがある。

子《こ》どものうつと発達障害《はったつしょうがい》

青春新書 INTELLIGENCE

2011年10月15日　第1刷

著　者　星《ほし》野《の》仁《よし》彦《ひこ》

発行者　小澤源太郎

責任編集　株式会社プライム涌光

電話　編集部　03(3203)2850

発行所　東京都新宿区若松町12番1号 〒162-0056　株式会社青春出版社

電話　営業部　03(3207)1916　振替番号　00190-7-98602

印刷・図書印刷　製本・ナショナル製本

ISBN978-4-413-04334-2